Sophie Ruth Knaak

Schluss mit dem Demenz-Gejammer!

So schützen Sie sich vor Alzheimer

ENNSTHALER VERLAG STEYR

Erklärung:
Die in diesem Buch angeführten Vorstellungen, Vorschläge und Therapiemethoden sind nicht als Ersatz für eine professionelle medizinische oder therapeutische Behandlung gedacht. Jede Anwendung der in diesem Buch angeführten Ratschläge geschieht nach alleinigem Gutdünken des Lesers. Autoren, Verlag, Berater, Vertreiber, Händler und alle anderen Personen, die mit diesem Buch in Zusammenhang stehen, können weder Haftung noch Verantwortung für eventuelle Folgen übernehmen, die direkt oder indirekt aus den in diesem Buch gegebenen Informationen resultieren oder resultieren sollten.

www.ennsthaler.at

2. Auflage 2016
ISBN 978-3-85068-951-9
Sophie Ruth Knaak · Schluss mit dem Demenz-Gejammer!

Ennsthaler Gesellschaft m. b. H. & Co. KG, 4400 Steyr, Österreich
Satz und Umschlaggestaltung: Thomas Traxl, Steyr
Druck und Bindung: CPIbooks GmbH, Leck

FSC www.fsc.org
MIX
Papier aus verantwortungsvollen Quellen
FSC® C083411

Inhalt

Vorbemerkung

Ein Gespenst geht um in Europa. Es ist ein neues Gespenst, nicht mehr jenes, das einst Karl Marx und Friedrich Engels im 19. Jahrhundert in ihrem kommunistischen Manifest (anno 1847) beschworen haben. Das neue Gespenst ist jünger und hat einen inzwischen berühmten Namen, es handelt nicht von Politik oder gesellschaftlichen Verhältnissen, sondern von einer schleichenden heimtückischen Krankheit.

Und dieses neue Gespenst beschränkt sich nicht auf Europa, sondern greift weltweit aus, auch in den USA ist es längst angekommen. Es heißt Alzheimer-Demenz oder einfach Demenz. Und der Jammer ist groß.

Das neue Gespenst hat vorwiegend in wirtschaftlich prosperierenden Staaten Fuß gefasst. Und es wächst und wächst. Und es macht Angst. Manche sagen, es nehme irgendwann apokalyptische Ausmaße an. Oder es wachse exponentiell. In den USA sollen schon mehr als fünf Millionen Einwohner an Alzheimer-Demenz erkrankt sein. Und auch teuerste Medikamente kommen dem Gespenst nicht bei. Denn man weiß noch immer nicht so richtig, woher das Gespenst kommt. Oder welches seine Gedeihbedingungen sind. Sicher ist nur: Es breitet sich aus. Unaufhaltsam, wie es scheint. Hätte man ein Mittel dagegen, könnte man das Gespenst ausbremsen. Oder auflösen. Oder irgendwie zum Verschwinden bringen. Aber noch ist ein solches Mittel nicht in Sicht. Noch nicht.

Und so nimmt die Zahl der vom Gespenst gepackten Demenzkranken weiter zu.

Und diese Kranken brauchen Pflege, die ist aufwendig und teuer. Und das Pflegepersonal ist überlastet. Und die Kranken sind verzweifelt, ihre Angehörigen nicht minder. Denn das Ende ist grausam. Man weiß einfach nicht, wodurch diese grauenvolle Krankheit der Senioren ausgelöst wird, was sie verursacht und wie man ihr beikommen könnte. Es gibt keine kausale Therapie, man kann das Schlimmste immer nur mildern und das auch nur vorübergehend, eine Zeit lang nur. Man kann den Ablauf verzögern, mehr kann man nicht tun. So heißt es offiziell.

Das bedeutet: Man kann das Gespenst Alzheimer-Demenz weder stoppen noch vertreiben oder irgendwie vermeiden. Und so bleiben die Alten der geheimnisvollen Krankheit mit allen ihren Schrecken ausgeliefert. Bis zum bitteren Ende.

Der Jammer ist groß. Und er ist berechtigt. Noch ist er es.

Aber das muss nicht so bleiben.

Man hat die wichtigste, die entscheidende Frage in dieser Sache noch immer nicht gestellt. Nicht präzise genug. Und ohne Antwort auf diese substanziell entscheidende Frage kann es keine wirkliche Hilfe geben. Keine Abhilfe und auch keine Prophylaxe.

Ich will mit meinen Überlegungen diese Hilfe geben. Ich werde die entscheidende Frage stellen. Und ich werde sie beantworten, damit der Jammer aufhört. Und das Gejammer dazu.

Darum habe ich mir diese Analyse aufgebürdet und dieses Buch geschrieben.

Ein Vergnügen war es nicht.

Übrigens: Ich habe die Achtzig längst überschritten.

Aalen, im April 2015

I. Der Stand der Dinge oder die gängigen Lehrmeinungen

Offiziell heißt es, man könne weder das Entstehen noch das Fortschreiten der Alzheimer-Demenz erklären, verhindern schon gar nicht. Offiziell könne man eine Alzheimer-Demenz nur begleiten. Bis zum bitteren Ende.

So steht es in den *Bitteren Pillen*, dem kritischen Ratgeber für Arzneimittel aller Art im Jahr 2010. Da wird die Alzheimer-Demenz die »rätselhafte Krankheit des Vergessens« genannt. Diese angebliche Rätselhaftigkeit gilt offiziell immer noch, sie gilt im Prinzip bis heute.

Ungebrochen gilt die Überzeugung, das Gespenst Alzheimer-Demenz könne jeden treffen, jeden im fortgeschrittenen Alter, weil es eine logische Vorbeugung nun einmal nicht gebe. Und nicht geben könne, da die Ursache dieser Krankheit noch immer nicht so richtig bekannt sei. Deshalb bleibe halt nun einmal nichts übrig als abwarten und hoffen, dass der bittere Kelch an einem vorübergehe und einen anderen treffe.

Im Schnitt soll jeder achte Achtzigjährige davon betroffen sein. Und diese alten Leute (aber auch Jüngere) hoffen auf neue Arzneimittel zur Linderung oder Verzögerung der Hirnkrankheit, wobei der Nutzen der bisher bekannten Mittel begrenzt ist, ihre Nebenwirkungen dagegen ganz beträchtlich sind.

Ich bin von der Rätselhaftigkeit der Krankheit Alzheimer-Demenz nicht überzeugt, ich glaube auch nicht an ihre Unvermeidbarkeit. Und auch nicht an ihre Unheilbarkeit, wenn man Heilbarkeit versteht als Stopp der Krankheit. Ein Anhalten der Krankheit, sodass man sagen kann: Bis hierher und nicht weiter.

Wir werden sehen.

Mir scheint, die Ursache der Alzheimer-Demenz ist evident. Oder wird dann evident, sobald man die richtigen, die wirklich wichtigen Fragen stellt. Und dann zur Grundfrage vordringt. Aber diese wichtigen Fragen muss man erst einmal stellen wollen. Oder stellen können.

Das Fragenkönnen setzt eine gewisse Grundkenntnis physiologischer Zusammenhänge voraus, die sich im Grunde jeder beschaffen könnte, sofern er lesen und schreiben kann. Doch dieses Beschaffen ist mühsam und strapaziert die Geduld erheblich. Und wohl auch die Geduld des Lesers dieses Buches.

Wir wollen es trotzdem versuchen.

Wir wollen uns Schritt für Schritt herantasten an das Grundproblem Alzheimer-Demenz, wir werden langsam vorgehen und uns erst einmal den Ort und den Prozess der Entstehung der Krankheit klarmachen.

Noch einmal: Dass ich die Alzheimer-Demenz gleichsam abstrakt analysiere, liegt daran, dass in meiner Familie und auch im weiteren Verwandtschafts- und Freundeskreis noch kein Fall von Alzheimer-Demenz aufgetreten ist. Aber meine Neugier auf alles (angeblich) Rätselhafte, besonders auf Rätselhaftes in der Medizin, ist immer schon groß gewesen und immer noch groß.

Das rätselhafte Gespenst Alzheimer-Demenz treibt mich an. Aber auch meine Besorgnis, diese Demenz könnte einmal einen meiner Liebsten treffen, nachdem ich das Zeitliche gesegnet habe, ohne das Problem gelöst zu haben. Also muss ich das Problem jetzt angehen, ich muss dranbleiben, muss mich, solange es noch Zeit ist, darum kümmern.

Man könnte auch sagen, Neugier und Besorgnis halten sich die Waage, sie sind so groß, dass ich die Alzheimer-Demenz nicht länger der etablierten Medizin allein überlassen möchte.

Fangen wir schlicht an.

Die Fachleute sagen, Alzheimer sei die häufigste Art von Demenz. So sagt zum Beispiel der renommierte Hirnforscher Professor Dick Swaab *(Wir sind unser Gehirn)*. Und auch Ranga Yogeshwar sagt es (im Fernsehen). Dann wird es wohl stimmen. Aber was hilft es, das zu wissen?

Erstmal nichts.

Kein Wunder, dass immer wieder durch die Presse die Meldung geht, bei der Suche nach einem Medikament gegen Alzheimer habe es wieder einen Rückschlag gegeben, weil schon wieder ein Pharmakonzern einräumen musste, bei der Entwicklung einer wirkungsvollen Arznei gegen die tückische Krankheit aufs Neue gescheitert zu sein. Denn der in Aussicht genommene Wirkstoff habe in der Probephase dann doch nicht gehalten, was man sich von ihm versprochen hatte, lediglich bei einigen Patienten sei die Verschlechterung ihres Zustandes gebremst worden.

Nebenbei: Michael Nehls meint, es könne gar keine Arznei gegen Alzheimer-Demenz geben, weil es sich um eine Mangelkrankheit handle und da helfen (oder hülfen) gar keine Arzneien, es helfe nur, den Mangel abzustellen. Davon später mehr.

Erstmal zurück zu den Antidemenz-Arzneien: Im Klartext heißt das zumeist, nur die Verschlechterung wurde gebremst. Und auch das nur bei einigen Patienten. Und das nur vorübergehend.

Ein ziemlich mageres Ergebnis. Von richtiger Besserung ist nicht die Rede, nirgends, allenfalls von minimaler Besserung und das nur vorübergehend. Gewöhnlich geht es darum, eine Verschlechterung bei einigen Kranken zu bremsen.

Eine Verschlechterung bei einigen bremsen – mehr geht offenbar nicht.

Na schön. Bei wie vielen Patienten genau die Verschlechterung dabei gebremst wurde (und bei wie vielen nicht), wird nicht oder selten mitgeteilt. Immerhin nahmen an einem solchen Versuch im Jahr 2012 weltweit mehr als zweitausend demenzkranke Personen in 16 Ländern teil. Aber die Ausbeute war minimal.

Laut Alzheimer-Weltbericht leiden gegenwärtig mehr als 36 Millionen Menschen an dieser Krankheit, in zwanzig Jahren sollen es mehr als 60 Millionen sein.

Das sind erschreckende Aussichten, solange es keine Hoffnung auf eine substanzielle Hilfe oder auf eine konsequente Vermeidung gibt.

Natürlich kann es weder eine wirkungsvolle Hilfe geben noch können Hinweise auf eine konsequente Vermeidung gegeben werden, solange die Ursache der Demenz nicht klar ist. Und die Ursache bleibt unklar, solange die entscheidenden Fragen nicht gestellt werden, vor allem nicht die in meinen Augen entscheidende Frage.

Wir wollen die wichtigen Fragen auf der Grundlage schulmedizinischer Schriftwerke herausarbeiten, sieben an der Zahl: Overzier, Piper, Hackenberg, Swaab, Nehls plus die beiden Klinischen Wörterbücher Pschyrembel 1977 und Pschyrembel 1994, dazu noch ein *Handbuch der Anatomie* (Speckmann/Wittkowski, 2012), und hin und wieder befragen wir auch Adolf Faller (*Der Körper des Menschen*, 1988). Diese Texte werden jeweils einschlägig genannt. Dazu kommt noch mein bewährtes Lexikon Herder aus dem Jahr 1968. Und das *Lehrbuch für Biologie an Gymnasien* (der berühmte Linder, Ausgabe 1977).

Die genannten Werke sind – abgesehen von Dick Swaab (*Wir sind unser Gehirn*, 2013), Michael Nehls (*Die Alzheimer-Lüge*, 2014) und dem *Anatomie-Handbuch* (2012) – nicht neueren Datums, im Gegenteil, manche sind sogar ziemlich alt, zwanzig Jahre oder mehr. – Und genau das ist der Vorteil bei Claus Overzier (*Systematik der Inneren Medizin*, 1975), Wolfgang Piper (Innere Medizin, 1974) und Hans-Michael Hackenberg (Pathophysiologie – Pathobiochemie, 1991).

Es ist deswegen von Vorteil, alte Bücher zu befragen, weil die alten Werke noch eine Menge anschaulichen Wissens transportieren, was in neueren Werken so nicht mehr vorkommt. Man vergleiche Pschyrembel 1977 mit Pschyrembel 1994 etwa zum Thema Vitamine. Da schneidet die alte Ausgabe weit besser ab als die neuere. Die drei Verfasser meiner internistischen Lehrbücher sind sich zum Beispiel einig in der Wichtigkeit der B-Vitamine für einen geordneten Stoffwechsel des Nervengewebes einschließlich Zentralnervensystem und Gehirn. Nahezu einig sind sie sich hinsichtlich der Schäden, die bei einem Mangel an B-Vitaminen auftreten und fast immer den Gehirnstoffwechsel betreffen. Auch darin sind sie sich einig, dass zu einem gesunden Stoffwechsel immer ein gewisses Maß an körperlicher Betätigung gehört.

Tilman Jens – der älteste Sohn von Professor Walter Jens, welcher wohl schon Ende der 1990er-Jahre an Alzheimer-Demenz erkrankte und 2013 starb – hat erstaunlich ungeniert, stellenweise ergreifend die Situation seines Vaters geschildert (Tilman Jens: *Demenz: Abschied von meinem Vater*, 2009). Der Sohn liefert in seinem Buch reichlich anschauliches Material, das so manche Frage evoziert oder auch provoziert, etwa wenn er den sich steigernden körperlichen und geistigen Verfall des Vaters schildert und die relative Hilflosigkeit (oder Einfallslosigkeit) der Ärzte. Trotz der vielen Medikamente blieb Vater Jens dem degenerativen Prozess seines vormals phänomenalen Gehirns wehrlos ausgeliefert. Bis zum bitteren Ende. Bis er nicht mehr wusste, wer er war und wo er war.

Diese Wehrlosigkeit erschüttert und empört zugleich. Denn im Falle Walter Jens ging ein Professor der Rhetorik zugrunde, ein hochgebildeter Mensch, ein brillanter Geist, ein exzellenter Redner und ein engagierter Christ. Er ging zugrunde und keiner konnte diese jahrelang sich hinziehende Tragödie aufhalten, keiner konnte diese sich steigernde Selbstentfremdung stoppen.

Wir werden in einem eigenen Kapitel die Chronologie dieses Verdämmerns nachzuzeichnen versuchen und dabei auf die Fehler und Versäumnisse aufmerksam machen, gestützt auf die längst veröffentlichten Mitteilungen der Familie Jens.

Bitte zu beachten: Ich stelle meine analytischen Überlegungen und die daraus sich ergebenden therapeutischen Konsequenzen hiermit zur Diskussion. Ich stelle sie zur Diskussion, denn ich kann mit keinem konkreten Fall aufwarten, da ich keinen Alzheimer-Dementen persönlich kenne. Aber das Ensemble der Fragen und die daraus folgenden Antworten ist derart zwingend für eine Hilfe wie für eine Prophylaxe, dass ich damit nicht länger hinterm Berg halten will.

Die Alzheimer-Demenz gilt als eine moderne Krankheit, obgleich sie seit mehr als hundert Jahren bekannt ist. Im Prinzip ist sie eine Krankheit der Senioren. Sie ist eine Krankheit des Gehirns. Also des Gehirns heutiger Senioren. Die bevorzugte Altersgruppe hat bei Beginn der Demenz die Siebzig zumeist überschritten, obgleich auch jüngere Fälle bekannt geworden sind.

Natürlich gab es auch früher schon oder wahrscheinlich immer schon »verblödete Alte« oder »depperte Greise«, aber nicht derart gehäuft und nicht derart kontinuierlich ansteigend wie heute.

Dr. Michael Nehls, Mediziner und Molekulargenetiker, vermutet in seiner Schrift *Die Alzheimer-Lüge*, die Krankheit Alzheimer trete bevorzugt in wirtschaftlich prosperierenden Ländern auf, in Ländern, in denen der Wahn permanenten wirtschaftlichen Wachstums grassiert und wo der Wohlstand (und eine relativ niedrige Arbeitslosigkeit) auf ständiger künstlicher Bedarfsweckung beruht. In diesen Ländern herrsche vor allem eines: permanenter Stress, meint Nehls. Und Stress rufe Stresshormone auf den Plan, welche das Gehirn schwächen. Daher komme es darauf an, Stress zu vermeiden.

Das ist sicher richtig, aber erstens leichter gesagt als getan. Und zweitens als Begründung für eine zunehmende Alzheimer-Demenz wohl nicht ausreichend. Es ist ja auch kaum möglich, in wirtschaftlich erfolgreichen Ländern Stress zu vermeiden, zumal der wirtschaftliche Erfolg mit zunehmendem Arbeitstempo oder mit wachsender Arbeitsbelastung einhergeht. Und obendrein – wie gesagt – kann Stressvermeidung allein oder hauptsächlich vor einer Alzheimer-Demenz nicht schützen.

Richtig und einsichtig ist, dass Stress die Krankheit Alzheimer-Demenz in jedem Fall begünstigt. Oder fördert oder steigert. Aber was hilft diese Einsicht? Zunächst nicht viel. Denn landauf, landab herrscht die Überzeugung, weder eine Heilung noch eine konsequente Vorbeugung seien möglich, weil ja die eigentliche Ursache der Alzheimer-Demenz nicht bekannt sei. Möglich sei daher nur Mildern und Verzögern der Symptome, mehr gehe nicht. Und ansonsten komme es darauf an, vernünftig zu leben, sich vernünftig zu ernähren und sich ausreichend zu bewegen. Und ausreichend zu schlafen. Und Stress zu vermeiden.

Kurz gefasst: nicht rauchen, nicht saufen, nicht fett essen und auch nicht zu süß, viel schlafen und sich viel bewegen, möglichst in frischer Luft. Und keinen Stress zulassen.

Alles einleuchtend, aber nicht ausreichend. Denn das alles trifft den Kern des Problems nicht. Es trifft das eigentliche Problem nicht, jedenfalls nicht genau.

Denn alledem liegt immer noch nicht die entscheidende Frage zugrunde, geschweige denn die entscheidende Antwort. Darum wollen wir uns – wenn auch langsam – dem wahren Problem Alzheimer-Demenz nähern.

Die sogenannte *Alzheimer-Lüge* im Titel des verdienstvollen Buches von Professor Michael Nehls meint (und verurteilt zurecht) die gängige Meinung, Alzheimer-Demenz drohe im Prinzip jedem und sei letztlich unvermeidlich. Dr. Nehls definiert die Krankheit anders als gewöhnlich, nämlich als Mangelkrankheit, die sich nicht mit Medikamenten therapieren, sondern nur durch eine vernünftige Lebensweise vermeiden lasse – nur, indem die Mängel aufgehoben werden.

Im Prinzip richtig, aber die entscheidende Frage in Sachen Alzheimer-Demenz stellt auch Dr. Nehls nicht und daher kann er den entscheidenden Hinweis zur Vermeidung oder zum Stopp der Krankheit nicht geben, obgleich er viele gute Ratschläge gibt.

Ich denke, dass eine Alzheimer-Demenz sowohl zu vermeiden als auch im Zweifel zu stoppen ist, dass sie nicht unaufhörlich, unaufhaltsam, unerbittlich fortschreiten muss wie eine antike Tragödie. Während ich dies schreibe (Frühjahr 2015), sind in der Bundesrepublik Deutschland rund zwei Millionen Menschen an Alzheimer-Demenz erkrankt, die jährliche Zunahme liegt bei zweihunderttausend Fällen. Bedenkt man den demographischen Wandel, d. h. die große Zunahme des Seniorenanteils an der Bevölkerung, sind das erschreckende Aussichten.

Natürlich sind die genannten Ratschläge – nicht rauchen, nicht saufen, viel laufen, viel schlafen, wenig Stress – alle richtig, womöglich ergänzt durch ein bisschen Sport, ein bisschen Krafttraining: auch richtig, aber immer noch nicht ausreichend und auch nicht entscheidend. Denn an den Kern des Problems rührt das alles nicht.

Diesen Kern wollen wir herausarbeiten und daraus eine logisch sich ergebende klare Prophylaxe und eine Therapie im Sinne eines Stopps der Krankheit entwickeln.

Am Ende dieses Buches sollen wir sagen dürfen: Schluss mit dem Demenz-Gejammer! Schluss mit Demenz! Kein Mensch muss verblöden.

Erste Frage: Wie sieht eine Alzheimer-Demenz aus?

Immer wenn ein Prominenter unübersehbar an Alzheimer erkrankt ist, greifen die Medien das Thema auf. Einen Anlass dazu bot etwa im Februar 2012 der ehemalige Fußballmanager Rudi Assauer, der nach Auskunft seiner Freunde seit Jahren unter progressiver Demenz leidet, die Öffentlichkeit meidet und von seiner Tochter betreut wird.

Assauer, geboren 1944, war jahrelang Manager des berühmten Fußballclubs Schalke 04, erkrankte an Alzheimer im Jahre 2006, mit gerade einmal 62 Jahren. Zu dieser Zeit scheiterte Assauer an dem berühmten Uhrentest, d.h. er war nicht mehr in der Lage, in eine gezeichnete Uhr eine bestimmte Uhrzeit mit den richtigen Zeigerpositionen einzutragen. Dieses Scheitern am Uhrentest galt und gilt als eines der deutlichsten Zeichen einer Alzheimer-Demenz.

War Rudi Assauer Alkoholiker? Dass er Zigarrenraucher war, ist bekannt. Dass Alkohol in seinen Kreisen dazugehörte, ebenso. Dass in der VIP-Lounge »Auf Schalke« kein Alkoholverbot galt, dürfen wir annehmen.

Die Talk-Lady Maybrit Illner griff wie inzwischen viele andere auch schon im Jahr 2012 (im ZDF) das Thema Alzheimer auf. Unter dem Titel *Angst vorm Vergessen – wie leben mit Alzheimer?* diskutierte eine bunte Runde das Thema, darunter ein ehemaliger Sportreporter und Assauer-Freund, weiters die Ärztin Dr. Marianne Koch und der Leiter des Wissenschaftsressorts der *Süddeutschen Zeitung*, Werner Bartens, außerdem Professor Matthias Endres von der Charité in Berlin und schließlich Tilman Jens, der älteste Sohn des demenzkranken und inzwischen verstorbenen Rhetorikprofessors Walter Jens.

In der Illner-Talkrunde wurde natürlich übereinstimmend festgestellt: Wir kennen die Ursache oder die Ursachen von Alzheimer-Demenz nicht. Wir wissen nur, dass Alzheimer die häufigste Form von Demenz ist , aber die wahre Ursache dieser Demenz ist ein Rätsel. So äußerte sich auch Dr. Marianne Koch unter schweigender Zustimmung der anderen Teilnehmer. Und da die Ursache nicht bekannt sei, sagte Koch, gebe es keine kausale Therapie, so wenig wie eine Prophylaxe.

Professor Matthias Endres, Neurologe an der Berliner Charité, nannte Alzheimer eine degenerative Erkrankung des Gehirns und sprach von 240.000 Neuerkrankungen pro Jahr, und täglich werden es mehr, sagte der Professor, bei gegenwärtig knapp zwei Millionen Demenzkranken allein in der Bundesrepublik. Weltweit sollen gegenwärtig vierzig bis sechzig Millionen Menschen an Alzheimer-Demenz leiden. Tendenz steigend. Wir können ursächlich nicht eingreifen, wiederholte und betonte auch Professor Endres, weil wir die Ursache dieser Krankheit nicht kennen, wir können nur die Symptome lindern, etwa die Aggressivität, die Wahnvorstellungen, die Ängste, die Weinerlichkeit, die Depressionen ...

Übereinstimmend wurde festgestellt: Von der Altersvergesslichkeit bis zur vollen Alzheimer-Demenz führt ein kontinuierlicher und letztlich unaufhörlicher Prozess.

Und genau das soll hier bestritten werden.

Eigentlich wollte ich mich zur Frage Alzheimer-Demenz nicht mehr äußern, denn alles Nötige zu diesem Thema – so schien mir – habe ich längst gesagt, wenn auch in einem anderen Zusammenhang und in aller Kürze, nämlich am Ende der vierten Auflage meines *Neurodermitis-Buches* auf S. 207 (Neurodermitis: Weder Allergie noch Atopie, Ennsthaler 2010). Es handelte sich dabei um eine Kurzanalyse der Alzheimer-Demenz plus einen kurzgefassten Therapievorschlag.

Anlass der Überlegungen war etwas ganz anderes, nämlich eine vitaminhaltige Salbe, die angeblich zur Linderung von Neurodermitis beitragen sollte – wobei ich eine solche Salbe nicht für nötig hielt und auch immer noch nicht für nötig halte, weil die Heilung einer Neurodermitis von innen geschieht, nämlich mittels der simplen Doppelstrategie: Darmsanierung durch rechtsdrehende Milchsäure plus Hautsanierung durch B-Vitamine.

Aber die angepriesene Salbe mit dem darin enthaltenen Vitamin B12 führte zu weiteren Überlegungen, insbesondere zum Thema Plaques und Gehirnstoffwechsel. Denn der junge Mann (ein Medizinstudent), der die Salbe ursprünglich gegen Neurodermitis angepriesen hatte, wusste nur, dass das Vitamin B12 irgendwie wichtig ist im Stoffwechsel und auch im Gehirn des Menschen, ohne die Frage nach den Steuerungselementen des Gehirnstoffwechsels zu stellen. Das jedoch schien mir vorrangig, ja entscheidend. Aber wie zu erwarten, griff niemand die dort geäußerten Argumente zur Behandlung der Neurodermitis auf, noch die Vorschläge zur Linderung oder zum Stopp einer plaques-induzierten Demenz.

Wobei es auch damals nicht um die vaskuläre Demenz ging, die als Folge von Hirnblutungen und Hirnschlag gilt und nicht identisch ist mit einer Alzheimer-Demenz. Denn die gewöhnliche Alzheimer-Demenz ist plaques-induziert. Das heißt, die Alzheimer-Demenz ist die Folge von pathogenen Eiweißablagerungen (Amyloid-Ablagerungen) im Gehirn und nicht die Folge eines Hirnschlags wie bei der vaskulären Demenz.

Meine Zweifel an der offiziellen Lehrmeinung zum Thema Alzheimer-Demenz gründeten damals auf folgenden Überlegungen: Typisch bei Alzheimer-Demenz ist: An aktuelle Dinge erinnern sich die Kranken selten oder gar nicht, sie erkennen keine Uhrzeit mehr, erkennen ihr eigenes Foto nicht mehr, sind hilfsbedürftig wie Kinder, können ihr Essen nicht finden oder stellen das Trinkglas in den vollen Teller zurück, - aber sie können noch alte Lieder singen und alte Tänze tanzen und sie tun das gerne. Denn sie haben ein starkes Bedürfnis nach körperlicher Bewegung, also nach Auslauf, und nach innerer Bewegung, nach Gesang. Oder nach Deklamation alter Gedichte oder Balladen, etwa von Ludwig Uhland oder Felix Dahn oder Theodor Fontane. Also nach hirnstimulierenden Aktionen.

Und sie erinnern sich oft deutlich an ihre Schulzeit. Und – etwa meine Generation – erinnert sich häufig noch an die Kriegszeit.

Und an die Nachkriegszeit. Das Langzeitgedächtnis funktioniert noch lange ziemlich gut. Eben auch bei Alzheimerpatienten.

Mir schien damals: Grundbedürfnisse der Alzheimerkranken sind Singen, lautes Deklamieren und kräftiges Sich bewegen, weil dabei vermutlich immer zugleich auch gewisse Bewegungen im Gehirn – im Nanobereich – stattfinden. Soll heißen, dass der Stoffwechsel im Gehirn durch lautes Singen oder/und Sich bewegen angeregt wird.

Natürlich gilt: Singen und Sich bewegen sind gut, allein reichen sie jedoch nicht aus, um die Alzheimer-Demenz zu vermeiden. Oder zu kurieren. Es muss noch etwas anderes, etwas Entscheidendes hinzukommen.

Aber immerhin handelt es sich bei Singen und Sich bewegen oder Tanzen oder auch Joggen um nicht nur wahrnehmbare oder sichtbare körperliche Vorgänge, sondern immer auch um nicht sichtbare hirnstoffwechselaktivierende Aktionen.

Und das genau schien mir wichtig, ebenso wichtig wie meine Überlegungen zur Rolle von Vitamin B12 im Stoffwechsel der ektodermalen Gewebe überhaupt, also im Stoffwechsel von Haut, Nerven und Gehirn und nicht nur im Zusammenhang mit Fragen der Blutbildung.

Bei Singen und Tanzen geht es ja immer auch um beglückende Momente. Man könnte sagen, es handelt sich dabei zusätzlich immer um Momente, die das Glückshormon Serotonin ausschütten. Ob und wie sehr das Glückshormon Serotonin eine Rolle spielt in Sachen Demenz, wäre noch zu untersuchen.

Aber sicher ist auch: Was gibt es im Alter Schöneres als Singen und Tanzen und bei guter Kondition Joggen oder Skilaufen oder Schwimmen, Tennisspielen Tischtennisspielen oder im Winter auch nur Schlittenfahren. Sich Bewegen in frischer Luft unter heiterem Himmel haben wir gratis zuhauf, wenn wir nur wollen. Und das Glückshormon Serotonin ist bei jeder Krankheit von Vorteil. Immer und überall und bei jeder Krankheit; auch und vor allem bei Alzheimer-Demenz.

Darum ist es nicht verwunderlich, dass ein gewisses Bewegungsprogramm, ja sogar ein Krafttraining von zweimal zwei Stunden pro Woche den über achtzigjährigen Teilnehmern eines Kurses nicht nur Spaß machte, sondern ihre dementiellen Symptome sogar linderte und den Krankheitsverlauf verlangsamte, wie das geriatrische Zentrum am Klinikum der Universität Heidelberg feststellte (so Klaus Vestewig am 8. Oktober 2009). Eine Heilung der Krankheit werde damit allerdings nicht erreicht.

Natürlich nicht. Aber die Kranken fühlten sich danach entschieden besser.

Ohne Medikamente.

Dass sich die Krankheit allein durch ein frühzeitiges regelmäßiges Krafttraining oder ähnliche körperliche Aktionen verhindern oder gar heilen ließe, behauptet niemand. Es muss noch etwas anderes, etwas Entscheidendes hinzukommen. Was genau dieses Entscheidende ist und weshalb, davon handelt dieses Buch.

Wir sind dabei, das Problem einzukreisen, nur Geduld, wir kommen schon noch ans Ziel. Halten wir fest: Auffallend ist das gewaltige Bewegungsbedürfnis der Alzheimer-Patienten in aller Regel. Zumindest in der Frühphase. Demenz und Sport schließen einander nicht aus, stellt der Verfasser des oben genannten Artikels denn auch fest. Ein regelmäßiges körperliches Training sei gut und richtig. Soll heißen: Die Demenz-Kranken sollten sich möglichst viel und auch anstrengend bewegen. Und nicht bloß herumsitzen und auf den Abend oder die Glotze warten. Auf die Glotze schon gar nicht. Die grässlichen Krimis sind Stressquellen ersten Ranges und Stress fördert die Alzheimer-Demenz nachweislich. Und Dr. Nehls meint, jede Stunde vor der Glotze sei eine verlorene Stunde.

Die bekannten Antidemenz-Medikamente der Pharmaindustrie wirken nach Aussage der Ärzte in der Talkrunde mäßig bis wenig, haben aber gewaltige Nebenwirkungen, z. B. eine gesteigerte Aggressivität oder/und eine gesteigerte Weinerlichkeit. Diese Nebenwirkungen traten auch beim demenzkranken Walter Jens auf. Die Aggressivität und auch die Weinerlichkeit ließen sich dann wieder mit speziellen Medikamenten der Pharmaindustrie bekämpfen. So pflanzen sich die Pharmageschäfte von selber fort.

Manchmal wird die törichte Meinung geäußert, Alzheimer-Demenz sei gar keine richtige Krankheit, sondern nichts als eine moderne Erfindung der Pharmaindustrie. Beziehungsweise ein ganz normaler Alterungsvorgang.

Nein, diese absurden Behauptungen gehen an der Realität völlig vorbei. Auch in der Illner-Runde hatte sich ein Arzt zu Wort gemeldet mit der Behauptung, Alzheimer sei in Wahrheit keine Krankheit, sondern ein Teil des Alterungsprozesses. Mit dieser törichten Meinung blieb der Mann denn auch allein. Keiner der Anwesenden stimmte ihm zu.

Eine Alzheimer-Demenz ist weit mehr als ein normaler Alterungsvorgang. Alzheimer-Demenz ist eine gewaltige Krankheit, Alzheimer-Demenz ist ein qualitativer Sprung weg von der Normalität hin zu einer degenerativen Verkümmerung des Gehirns. Einer der Teilnehmer sprach sogar von einer Kernschmelze des Gehirns.

Eine Kernschmelze des Gehirns geht über einen gewöhnlichen Alterungsvorgang weit hinaus. »Im normalen Alterungsprozess des Gehirns geht man in seiner Entwicklung ein paar Stufen zurück, bei Alzheimer jedoch sämtliche Stufen« – bis auf null, sagt der Hirnforscher Professor Dick Swaab.

So ist es.

Die Fallhöhe von der Normalität hin zu einer ausgeprägten Demenz ist groß. Ein trauriges und bekanntes Beispiel dafür war wie erwähnt der Tübinger Rhetorikprofessor Walter Jens, der nach Auskunft seines Sohnes viele Jahre nicht mehr wusste, wer er war oder wo er war. Jens, Jahrgang 1923, litt unter deutlichen Anzeichen der Alzheimer-Demenz wohl schon seit 2002, also mit 78 oder 79 Jahren, er starb elf Jahre später im Juni 2013 in seinem neunzigsten Jahr.

Als Prophylaxe schlug in der Illner-Runde Frau Dr. Koch vor, alles zu meiden, was dem Gehirn schadet, vor allem natürlich Stress (leichter gesagt als getan), ebenso Schlafmangel oder Alkohol und Rauchen. – Alles richtig, aber nicht ausreichend, weder für eine

Prophylaxe noch für einen Stopp der Krankheit. Andererseits gilt es zu bedenken, dass eine Heilung bei Alzheimer-Demenz nicht die volle Wiederherstellung des ursprünglichen geistigen Idealzustandes bedeutet, sondern das Verhindern eines weiteren Hirnverlusts: das Verhindern eines weiteren Hirnschwundes und damit das Erhalten einer gewissen geistigen Potenz – je nachdem in welchem Augenblick, in welchem Moment der Krankheit mit den richtigen Maßnahmen eingegriffen wird.

Fazit: Die modernen Alzheimer-Arzneien, genannt Antidementiva, helfen nur vorübergehend, sie haben nur vorübergehend eine gewisse beschränkte antidementielle Wirkung, dabei aber erhebliche Nebenwirkungen. Übereinstimmendes Ergebnis der Talkrunde bei Frau Illner: Ein gezieltes Eingreifen ist bei Alzheimer-Demenz im Prinzip nicht möglich, weil die Ursache der Alzheimer-Demenz nicht feststeht.

Ich denke, die Ursache der Alzheimer-Demenz liegt klar zutage, sofern man genau hinschaut und die richtigen Fragen stellt. Aber das geschieht eben noch immer nicht. Warum nicht?

Das genaue Hinschauen wird unterlassen aus einem einfachen Grund: Das Tableau der Informationen zum Thema Alzheimer-Demenz ist riesengroß. Es ist viel zu groß, es ist viel zu umfangreich, es ist verwirrend.

Die etablierten Mediziner verfügen alle über viel, viel Einzelwissen, sie verfügen über Tausende von Informationen betreffend die Krankheit Alzheimer, aber sie überblicken die Zusammenhänge nicht.

Es ist das alte Lied: Man sieht den Wald vor Bäumen nicht.

Versuchen wir schlicht in nicht zu großer Ausführlichkeit, den Alzheimer-Wald zu erkunden. Wir wollen vermeiden, uns unter den vielen dicht stehenden Bäumen zu verirren, wir wollen uns nicht verwirren lassen. Non confundar (in aeternum), heißt es im ambrosianischen Lobgesang, sagen wir keck: non confundamur, – wir wollen uns nicht verwirren lassen.

Für Neugierige: Der ambrosianische Lobgesang stammt von Ambrosius, der im 4. Jahrhundert Bischof von Mailand war und als einer der vier großen Kirchenväter gilt. Ihm wird der Lobgesang (zu Deutsch »Großer Gott wir loben dich« bzw. »Te Deum laudamus«) zugeschrieben, worin es heißt »Non confundar in aeternum«: Ich werde nicht zuschanden werden oder nicht verwirrt werden in Ewigkeit.

Für uns soll gelten »Non confundamur«: Wir wollen uns nicht verwirren lassen.

Wir halten fest: Im Alter nimmt (bei nahezu jedem) die geistige Kraft ab, das ist unbestritten, das ist sozusagen normal, denn mit zunehmendem Alter nimmt alles ab, in jedem Organ. Es nimmt unsere Schönheit ab, die Leistungsfähigkeit der Organe, der Muskulatur und auch des Geistes. Aber die geistige Leistungsfähigkeit nimmt nicht ab bis auf null, nicht bis zu völliger Verblödung und Selbstvergessenheit, nicht bis dass die Leute nicht mehr wissen, wer sie sind und wo sie sind und sich auf Fotos nicht mehr erkennen.

Außerdem: Zur gewöhnlichen Altersdemenz gibt es viele Gegenbeispiele. Zum Beispiel wird gesagt, der Autor und Käferforscher Ernst Jünger habe bis zuletzt seine intellektuelle Brillanz bewahrt. Ernst Jünger starb, als er die Hundert längst überschritten hatte, und doch bescheinigten ihm die Einwohner im schwäbischen Wilflingen (Jüngers Alterssitz), der Schriftsteller Jünger sei klar im Kopf gewesen, klar in der Birne, bis zuletzt, bis jenseits seiner hundert Jahre.

Bekannt ist auch, dass Jünger, geboren 1895, seinen hundertsten Geburtstag im März 1995 im Kreise zahlreicher nationaler und internationaler Verehrer in voller geistiger Frische feierte, wie die anwesenden Journalisten registrieren konnten. Seinen einhundertsten Geburtstag! Der damalige Kanzler Kohl war auch anwesend.

Bekannt ist aber auch: Jünger badete täglich kalt und lebte diszipliniert.

Was nicht heißen soll, dass wer Alzheimer vermeiden will, täglich ein kaltes Bad nehmen muss – obgleich das sicher nicht falsch ist als Zusatzmaßnahme. Doch entscheidend ist auch das nicht.

Immerhin sehen wir: Altersdemenz ist keine zwingende Alterserscheinung.

Zu den Gegenbeispielen einer Altersdemenz gehören auch einige unserer Großschriftsteller oder Literaturprofessoren jenseits der Achtzig, von denen niemand behauptet, sie seien nicht mehr klar in der Birne. Erinnert sei an den verstorbenen Literaturnobelpreisträger Günter Grass, der nicht nur den Roman *Die Blechtrommel* verfasste und die wunderbare Erzählung *Das Treffen in Telgte*, sondern auch das Gedicht »*Was gesagt werden muss*«, welches noch vor kurzer Zeit heiße Debatten auslöste. Grass war übrigens leidenschaftlicher Tänzer.

Oder denken wir an den Heimatschriftsteller Martin Walser, der sich mit einer seiner jüngeren Veröffentlichungen als Katholik an das schwierige Thema Rechtfertigung wagte und anschließend einen weiteren Roman veröffentlichte, der so manchen Kritiker entzückte (Titel: *Das dreizehnte Kapitel*). Walser ist leidenschaftlicher Schwimmer und auch Radfahrer.

Oder denken wir an den früheren Bundeskanzler Helmut Schmidt (Jahrgang 1918), der, wenngleich im Rollstuhl sitzend, immer noch weiß, wer er ist und was er war und der bei seinen raren Fernsehauftritten immer noch klüger redet als so mancher junge Politiker. Schmidt liefert immer noch scharfe politische Analysen in geschliffener Sprache. Er ist schon deswegen bemerkenswert, weil er als starker Raucher zwar nicht mehr gehfähig ist, aber immer noch in gewohnter Schärfe denkfähig und das trotz der vielen Zigaretten täglich. Eine erstaunliche Ausnahme.

Oder denken wir an den Volkskunde-Forscher und empirischen Kulturwissenschaftler Professor Dr. Hermann Bausinger (Jahrgang 1926), der immer noch publiziert und Vorträge hält. Bausinger war lange Jahre Tübinger Kollege des dementen Walter Jens und könnte als Gegenbeispiel gelten, nicht nur, weil der 88-jährige Gelehrte immer noch regelmäßig Tennis spielt (im Herren-Doppel), sondern frisch und munter so manche Lesung absolviert und diskutiert und immer ein freundliches Wort für die Zuhörer hat.

Und nicht zu vergessen im Kreis der tüchtigen älteren Herren: Konrad Adenauer (geboren 1876), der seine Nachkriegskarriere so richtig erst mit 73 Jahren als erster deutscher Bundeskanzler begann und nach vierzehn Jahren, mit 87 Jahren, mehr oder weniger freiwillig beendete. Adenauer wohnte in Rhöndorf an einem Steilhang, hoch über dem Rhein, und bewältigte zweimal täglich den Zugang zu seinem Haus oben im Garten mittels circa hundert Treppenstufen (oder mehr). Ich war einmal dort, habe die Stufen aber leider nicht gezählt. Dieses tägliche Training trug sicher zu Adenauers körperlicher und geistiger Frische bei.

Das alles soll nicht heißen, dass ausgiebiges Treppensteigen, Tanzen, Schwimmen, Radfahren oder Tennisspielen allein schon eine Alzheimer-Demenz verhindern könnten, aber diese körperlichen Aktivitäten wirken sich in jedem Fall günstig aus, nicht nur auf den Körper, sondern immer auch auf den Kopf, auch auf das Gehirn, immer auch auf unsere berühmte Birne. Und auch auf unsere Seele. Auch auf unser Gemüt. Körperliche Aktivitäten sind richtig und wichtig, aber allein nicht ausreichend für unser geistiges Wohl und Wehe.

Auch Ex-Papst Benedikt XVI. gehört in die Altersgruppe der geistig immer noch intakten Senioren. Der einstige Kardinal Ratzinger (Jahrgang 1927) erfreut sich trotz etlicher umstrittener Lehrmeinungen und Entscheidungen immer noch einer gewissen dogmatischen Autorität. Man könnte sagen: leider. Aber darum geht es hier nicht.

Zu den unentwegt regen Hochbetagten gehörte natürlich auch der eigenwillige Peter Scholl-Latour, der als Reporter aus den Brennpunkten der Welt und als Sachbuchautor (*Tod im Reisfeld* über den Vietnamkrieg oder *Russland im Zangengriff* über die Einkreisungspolitik des Westens) eine gewisse Berühmtheit erlangte. Er gestand einem Journalisten, dass er sich mit dem guten alten Frühsport fit halte, sollte heißen: Scholl-Latour machte jeden Morgen fünfundzwanzig Kniebeugen, zwanzig Liegestütz, zehn Sit-Ups – und das auch noch im höchsten Alter. Ich halte es ebenso, schicke diesem Bewegungsprogramm nur ein energisches Recken und Strecken voraus und ein paar Hampelmannsprünge hinterher.

Im Übrigen plädierte Scholl-Latour für Maßhalten im Essen und Trinken – und auch im politischen Urteil.

Im Gegensatz zu den genannten ungebrochen geistig regen Senioren begann die Reihe der mehr oder weniger bekannten oder prominenten Alzheimerkranken in der Bundesrepublik schon vor Jahren mit Harald Juhnke. Der berühmte und beliebte Berliner Schauspieler (geboren 1929) versuchte immer wieder, von seinem exzessiven Alkoholkonsum runter zu kommen, was ihm trotz bester Vorsätze nicht gelang. Juhnke hat immer und immer wieder versucht, den Alkohol zu meiden, er hat immer wieder beteuert, er sei ehrgeizig und wolle seinen Berlinern zeigen, dass er nicht nur ein guter Schauspieler sei, sondern auch willensstark und ohne Alkohol leben und arbeiten könne. Es sollte nicht sein. Juhnke fiel in seine Alkoholsucht zurück, wurde im Jahr 2001, also mit 72 Jahren, hochgradig dement und starb 2005 in einem Sanatorium.

Es ist durchaus zutreffend, wenn Marianne Koch unter anderem als Demenz-Vorsichtsmaßnahme empfiehlt, Alkohol zu meiden. Nur reicht auch das als Prophylaxe allein nicht aus.

Im Mai 2011 nahm sich im schweizerischen Gstaad der berühmte Playboy Gunter Sachs das Leben, weil er fürchtete, nicht mehr im vollen Besitz seiner geistigen Fähigkeiten zu sein. Immerhin war Sachs, geboren 1932, nicht nur Playboy und Frauenversteher, sondern auch studierter Mathematiker. Seit Jahren litt Sachs unter Depressionen und glaubte zuletzt, Anzeichen von Demenz bei sich feststellen zu müssen. Er war 79 Jahre alt. Selten, dass ein Alzheimerkranker, nachdem er sich selber die Diagnose gestellt hat, mit Hilfe einer Pistole die Konsequenz zieht.

Unerbittlich eine Konsequenz ziehen wollte ursprünglich auch der Tübinger Rhetorikprofessor Walter Jens, als er im August 2001 im Alter von 78 Jahren über das Thema Sterbehilfe nachdachte und zu dem Ergebnis kam, es müsse einem Christen erlaubt sein, seinem Leben (mit Hilfe eines Arztes) ein Ende zu setzen oder setzen zu lassen, wenn er unheilbar krank, von Schmerzen gepeinigt oder »nicht mehr er selber sei« (Tilman Jens: *Demenz – Abschied von meinem Vater, 2009*).

Zu dieser Zeit, im Sommer 2001 im Alter von 78 Jahren, glaubte der Literaturwissenschaftler Jens, schon nicht mehr im Vollbesitz seiner geistigen Kräfte zu sein und beschwor den »freundlichen Tod im Zeichen der Liebe«.

Walter Jens wollte nicht wie der Dichter Friedrich Hölderlin enden, welcher 37 Jahre lang in einem Turm in Tübingen seinem Ende entgegendämmerte. Nein, so sollte es bei Jens nicht sein. Er wolle eines Tages selbstbestimmt sterben und nicht »gestorben werden«, habe sein Vater gesagt, teilt Sohn Tilman in seinem Buch mit. Doch es kam anders.

Die Hoffnung auf einen freundlichen Tod erfüllte sich nicht, der demenzgeplagte Professor Jens war irgendwann nicht mehr entschlussfähig, war nicht mehr in der Lage, sich für den einst geplanten Freitod aktuell zu entscheiden. Er war und blieb seinen schrumpfenden Hirnleistungen ausgesetzt und musste schließlich rund um die Uhr betreut werden. Zu seinem Glück fand seine Familie eine geduldige Betreuerin, die dem hoffnungslos kranken Literaturwissenschaftler ein Pflegeheim ersparte.

Die geistige Fallhöhe in Sachen Walter Jens hätte deutlicher und schmerzlicher nicht sein können, weit entfernt von einem normalen Alterungsprozess. Der hochgradig demente Tübinger Gelehrte kann als Paradebeispiel dafür gelten, dass Alzheimer-Demenz keine Pharma-Erfindung ist, sondern eine grausame, grässliche – ja, ich möchte sagen: eine menschenunwürdige Krankheit.

Die Hilflosigkeit eines Alzheimerkranken im Endstadium übersteigt noch die Hilflosigkeit eines neugeborenen Säuglings.

Wenn auch die Mediziner nicht oder noch nicht wissen, was die wahre Ursache von Alzheimer-Demenz ist, auch wenn sie nicht wissen, wie und warum diese Art von Demenz entsteht und keine Vorstellung davon haben, wie sie kausal verhindert oder wenigstens auf Dauer gestoppt werden kann, so wissen sie doch, wer der Namensgeber der Krankheit war: nämlich der Arzt Alois Alzheimer (1864–1915).

Genauer gesagt, es war Alzheimers Chef in der neurologischen Klinik in Frankfurt am Main, Emil Kräpling, der die »Krankheit des Vergessens« im Jahr 1910 Morbus Alzheimer nannte. Kräplings Kollege Alzheimer hatte festgestellt, dass manche seiner Patienten jenseits der Siebzig wenig Erinnerung an Lebenseinzelheiten hatten, dass sie alogische Antworten gaben, dass sie die Orientierung über Zeit und Ort verloren, dass sie von Stimmungswechseln heimgesucht wurden und zwischen Angst und Depressionen schwankten. Seine Patientin Auguste sagte: »Ich habe mich selber verloren.« Da war Frau Auguste gerade mal 51 Jahre alt.

Alois Alzheimer hat diese Krankheit genau beschrieben, aber eine Ursache fand er nicht. Und auch kein Heilmittel dagegen. Alzheimer selber starb mit 61 Jahren, wohl nicht an Alzheimer.

Das Klinische Wörterbuch Pschyrembel, Ausgabe 1977, weiß über Alois Alzheimer nicht viel mehr mitzuteilen als dessen Geburts- und Sterbedatum, und dass der Mann Psychologe war und die Degeneration der Großhirnrinde als Psychosyndrom beschrieb, was im Allgemeinen erst im »sechsten Lebensjahrzehnt« auftrete. Also nicht schon in der Jugend. Und nicht schon Anfang oder Mitte fünfzig.

Warum das so ist, wird nicht gesagt.

Das Klinische Wörterbuch Pschyrembel, Ausgabe 1994, weiß mehr. Hier wird Alois Alzheimer nicht Psychologe, sondern Neurologe genannt, und die nach ihm benannte Krankheit wird beschrieben als progrediente Hirnatrophie, das heißt als fortschreitende Hirnverkümmerung, die zwischen dem 40. und 90. Lebensjahr vor allem bei Frauen auftrete – was ich bitteschön bezweifeln möchte.

Denn nebenbei: Zur Galerie tüchtiger Herren im vorgerückten Alter fallen mir auf Anhieb auch etliche Frauen ein, die als ältere Damen – wie heißt das gewöhnlich? – ihren Mann standen oder stehen. Nein, sie stehen oder standen natürlich nicht ihren Mann, sondern ihre Frau. – Quatsch, so sagt man nicht, also: Diese älteren Frauen machten Karriere, nachdem sie ihre sogenannte beste Zeit schon hinter sich hatten. Zum Beispiel Rita Süßmuth (Jahrgang 1937), die ehemalige Bundestagspräsidentin, die neulich den Reinhard-Mohn-Preis erhielt. Oder Uta Ranke-Heinemann, Jahrgang 1927, promovierte und habilitierte Theologin, die den Herren der katholischen Kirche couragiert und fundiert sagte und sagt, wo's langgeht mit der Theologie beziehungsweise mit der Schriftauslegung. Ranke-Heinemann wies zum Beispiel nach, dass die Jungfräulichkeit Mariens auf einer falschen Übersetzung aus dem Alten Testament und der Zölibat auf einer falschen Deutung eines Paulusbriefes (des ersten Korintherbriefes nämlich, 1 Kor 7) beruhen. Gemäß den Forschungsergebnissen von Frau Ranke-Heinemann waren alle Apostel verheiratet, alle ohne Ausnahme, einschließlich Petrus, dessen Schwiegermutter Jesus als erste heilte und der nicht nur der erstberufene aller Apostel war, sondern auch der erste Papst. Verheiratet bitteschön. Ja, der gute Petrus und erste Papst, nach welchem die bedeutendste christliche Kirche in Rom benannt ist, war verheiratet.

Da hilft nix. Doch das nur nebenbei.

In die Reihe bedeutender älterer Frauen gehört auch die Theologin Ruth Lapide (Jahrgang 1929), die im Jahr 2012, also mit 83 Jahren, den Wolfram-von-Eschenbach-Preis erhielt.

Man könnte auch eine Reihe respektabler älterer Schauspielerinnen dazu zählen, die immer noch öffentlich auftreten, so zum Beispiel Sophia Loren (geboren 1934), Senta Berger (geboren 1941) oder Christiane Hörbiger (geboren 1938).

Man könnte auch an die längst verstorbene Marie-Elisabeth Lüders denken, geboren 1878 in Berlin, also gerade mal zwei Jahre jünger als Konrad Adenauer und gestorben ein Jahr vor ihm (nämlich 1966), die als eine der ersten Frauen Staatswissenschaften studierte, zur Dr. rer. pol. promovierte und sich für die Fortbildung von Frauen in gewerblichen Berufen einsetzte. Während der Weimarer Republik gehörte sie als einzige Frau dem Normenausschuss beim Verein Deutscher Ingenieure (VDI) an, und bis 1930 saß sie für die DDP im Reichstag. Nach dem Zweiten Weltkrieg war sie zunächst Stadträtin in Westberlin, von 1953 bis 1961 gehörte sie dem Deutschen Bundestag an, als dessen Alterspräsidentin sie auch fungierte. Frau Lüders starb im Alter von 88 Jahren als Ehrenbürgerin von Berlin.

Lassen wir es gut sein.

Ich weiß nicht, ob es eine zuverlässige Statistik über den Demenzanteil bei Männlein und Weiblein gibt. Darauf kommt es nicht an, sondern darauf, wie sich eine Alzheimer-Demenz bei Mann und Frau prinzipiell vermeiden oder – bis zu einem gewissen Grad wieder – kurieren lässt. Das ist wichtig. Alles andere ist unwichtig.

Kehren wir zurück zum Wald, der vor lauter Bäumen so schwer zu sehen ist. Zur Pathologie der Alzheimer-Demenz wird im Pschyrembel 1994 mitgeteilt: Makroskopisch lässt sich nachweisen eine Hirn-Atrophie (Hirnschrumpfung bzw. -verkümmerung) insbesondere der Hirnrinde im fronto-temporalen und parieto-okzipitalen Bereich; es handelt sich histologisch um eine vakuoläre Degeneration, um senile Plaques, siehe Drusen (nicht Drüsen!) sogenannte Alzheimer-Fibrillen, eventuell Amyloidablagerungen [...] morphologisch an Actinomycesdrusen erinnernde interstitielle Ablagerungen neuronaler Filamentproteine im ZNS [...] usw. – Haben wir das verstanden? – Nein.

So geht das bei zeitgenössischen medizinischen Lehrbüchern oder Nachschlagewerken. Wir wissen nicht, ob die Mediziner diese Sprache wirklich verstehen, ob sie kapieren, wovon hier die Rede ist. Aber selbst wenn: Sie befinden sich damit immer noch mitten im Wald, den sie vor lauter Bäumen nicht sehen.

Nebenbei: Der Begriff Amyloid (amylon – griech. Stärkemehl) wurde von Rudolf Virchow (1821–1902) geprägt, dem berühmten Zellularpathologen und Rektor der Berliner Charité. Unter Amyloid versteht man die unter krankhaften Umständen im Organismus entstehenden Eiweißkörper (Pschyrembel 1977) bzw. einen »sich ablagernden Protein-Polysaccharid-Komplex, definiert durch histochemische Affinität zu Kongorot und grüne Doppelbrechung im polarisierten Licht [. . .]« – ja schön, diese Sprache kennen wir, sie sagt uns halt nun mal gar nichts – »wobei circa zehn verschiedene Amyloidtypen unterschieden werden« usw. (Pschyrembel 1994) – Hier sind sie wieder, die allzu vielen Bäume.

Wir fragen: Was hilft das zur Entschlüsselung der Krankheit Alzheimer-Demenz? Trägt es dazu bei, die Kernursache des Problems zu finden? Oder zu erahnen? Und die richtigen therapeutischen Folgerungen zu ziehen?

Nein. Es trägt nichts dazu bei. Rein gar nichts.

Forschen wir weiter: »Vorkommen (der Amyloidablagerungen) bei Alzheimer vor allem im Nucleus basalis und dem Corpus amygdaloideum, in den Gyri temporales, im Hippocampus und im limbischen System, so ähnlich auch bei Downsyndrom [...]« usw.

Schon wieder diese Bäume, die den Demenz-Wald verstellen. Wir wollen es gut sein lassen. Denn wir wollen und müssen das alles so genau nicht wissen.

»[...] morphologisch an Actinomycesdrusen erinnernde interstitielle Ablagerungen neuronaler Filamentproteine im ZNS«, so hieß das doch oder nicht? Und wenn schon, diese Filamentproteine sollen uns nicht mehr kümmern.

Und auch dass diese Ablagerungen vor allem im Nucleus basalis und im Corpus amygdaloideum vorkommen, in den Gyri temporales, im Hippocampus und im limbischen System, wie auch bei Downsyndrom – das haken wir vorerst als verzichtbar ab.

Aber wie nun weiter? – Nichts weiter.

Denn wenn wir das alles kapiert hätten, was könnte daraus folgen? Und wenn wir es nicht kapieren, was schadet es? Wir müssen das alles nicht wissen, um die Krankheit Alzheimer zu verstehen. Die Mediziner übrigens auch nicht. Denn dieses teure Wissen führt zu nichts.

Verstehen und durchschauen wollen wir das Problem Alzheimer-Demenz aber doch, nur fragen wir, ob die Wissenschaftler überhaupt auf dem richtigen Weg sind, wenn und solange sie sich mit solchen Einzelheiten beschäftigen. Kann wohl nicht sein.

Wir müssen auf etwas anderes achten.

Nur: auf was?

Es stimmt schon: Manche dieser morphologischen Veränderungen treten auch während des normalen Alterungsprozesses auf, daher wurde die Krankheit früher als präsenile Demenz bezeichnet. Präsenil heißt vor der normalen Senilität, weil eine gewisse Senilität offenbar als normal galt. Oder immer noch gilt.

Nur: Bei der präsenilen Demenz stürzt die Hirnleistung nicht bis auf null ab, sondern nur einige Stufen, sagen Dr. Nehls und Dr. Swaab. Im Übrigen dürfte es sich nicht um eine präsenile Demenz handeln, sondern schlicht um eine senile Demenz. Also um eine sozusagen normale oder unvermeidliche oder natürliche Vergesslichkeit im fortgeschrittenen Alter, weil im Lauf der Zeit alle Organe ihre Leistungen einschränken, auch das Gehirn. Na gut, aber nicht nur das Gehirn, sondern mehr oder weniger alle Organe, Herz und Nieren, Leber, Magen und Darm und auch die Muskulatur.

Das ist nun mal so, hat aber mit einer Alzheimer-Demenz nichts zu tun.

Im Pschyrembel 1994 heißt es: »Biochemisch ist unter anderem eine Störung des kortikalen **cholinergen** Systems mit einer Verminderung der **Cholinacetyltransferase** und einer verminderten **Acetylcholinsynthese** [Fettdruck Verf., Anm.] nachweisbar. Ursache unklar.« – Ursache unklar? Jetzt wird es interessant.

Sogar hochinteressant: Es geht um zwei Verminderungen, um eine verminderte Acetylcholinsynthese. Und um eine offenbar entsprechend verminderte Dings...transferase.

Wir wollen Schritt für Schritt sehen, was es damit auf sich hat. Wir wollen diese Krankheit verstehen, Wir wollen sie durchschauen.

Wir halten fest: Biochemisch nachweisbar ist eine verminderte Acetylcholinsynthese und eine verminderte Cholinacetyltransferase – nur mal so ins Gedächtnis genommen. Diskutiert werden genetische oder metabolische Störungen, sowie eine Slow-Virus-Infektion.

Die Annahme einer demenzauslösenden Infektion durch ein sogenanntes Slow-Virus dürfte eine Außenseitermeinung sein. Beweise fehlen. Die kann es wohl auch nicht geben. Aber diskutieren über ein Slow-Virus (es heißt das Virus, nicht der Virus!) darf man natürlich schon. Nur halte ich das für Zeitverschwendung.

Wichtiger dürfte der Hinweis auf metabolische Störungen sein. Darum notieren wir: Bei der Alzheimer-Demenz geht es auch um metabolische Störungen im Gehirn. Das sind Stoffwechselstörungen, daneben geht es um eine verminderte Acetylcholinsynthese. – Wir wollen uns merken: Metabolische Störungen sind Stoffwechselstörungen. Und fragen weiter: Hängen diese beiden Störungen miteinander zusammen, die metabolischen Störungen und die verminderte Acetylcholinsynthese? Könnte man sagen, die metabolischen Störungen seien womöglich die Ursache der verminderten Acetylcholinsynthese? Oder umgekehrt: Führt eine verminderte Acetylcholinsynthese zu metabolischen Störungen im Gehirn?

Wir notieren: 1. Atrophie (Mangelernährung oder Schrumpfung wegen Mangelernährung) der Hirnrinde. 2. Metabolische Störungen (Stoffwechselstörungen). 3. Verminderte Acetylcholinsynthese.

Fassen wir zusammen: Es geht im Prinzip um Stoffwechselstörungen (1. und 2.) plus um die verminderte – wie hieß die nochmal? – Acetylcholinsynthese. Das müssen wir noch genauer verstehen, denn unsere Analyse soll zielführend sein.

Fragen wir anders: Unbestritten ist Alzheimer-Demenz eine Krankheit von Senioren und findet im Gehirn statt. Senior ist man ungefähr ab dem 60. Lebensjahr. Alzheimer-Demenz ist folglich eine Sache hirnkranker alter Leute. Fragt sich, weshalb heute immer mehr alte Leute bevorzugt hirnkrank werden im Gegensatz zu früher.

Auch früher gab es schon hin und wieder verblödete Alte, klar, aber nicht derart gehäuft wie heute. Wie kommt das? Ist der heute übliche Stress das Stichwort? Unsere immer schnelllebigere Zeit? Unsere wachsende Naturentfremdung? Die überhandnehmende Versiegelung des Bodens? Die Luftverschmutzung? Die modernen Konservierungs- und Verschönerungsmethoden der Lebensmittelindustrie? Die Maschinisierung des Alltags und die daraus resultierende Bewegungsarmut? Oder alles zusammen?

Das wäre denn doch immer noch zu vage. Es muss noch einen ganz bestimmten, einen vorherrschenden Grund für das wachsende Übel Alzheimer-Demenz geben neben allen anderen unguten Einflüssen, denen wir ausgesetzt sind.

Beschäftigen wir uns noch ein wenig genauer mit dem menschlichen Gehirn.

Man kann das Gehirn des Menschen als einen Klumpen aus Eiweiß und Fett betrachten. Aber das bringt uns nicht weiter. Man kann feststellen, im menschlichen Gehirn sitzen hundert Milliarden Nervenzellen mit je tausend Synapsen, und das alles wird gesteuert wovon? Womit? Wodurch?

Ob die Nervenzellen und Nervenfasern in einer Gitterstruktur angeordnet sind oder nicht, spielt wohl keine Rolle für das Verständnis der Alzheimer-Demenz. Also schenken wir uns die Ergebnisse der noch so raffinierten Untersuchungen mit noch so raffinierten Tomografen und beschränken uns auf die folgenden Angaben, die ich dem Lexikon Herder entnehme, dem Lehrbuch Faller *(Der Körper des Menschen)* und nicht zuletzt dem *Handbuch Anatomie* sowie den Angaben von Michael Nehls, der die Krankheit Demenz prinzipiell für vermeidbar hält – genau wie ich, nur aus anderen Gründen.

Das Gehirn des Menschen ist (sage ich) die Krone seines Nervensystems. Man könnte auch sagen, es ist das Zentrum seines zentralen Nervensystems. Diesem Zentrum oder dieser Krone droht die Entthronung durch das Gespenst Alzheimer-Demenz. Im Gegensatz zu modernen Hirnforschern glaube ich nicht, dass diese Krankheit aus Defekten der neuronalen Verdrahtung resultiert, sondern andere Gründe hat. Es geht nicht darum, den Schaltplan des Denkens und Fühlens offen zu legen, sondern darum, was den Schaltplan steuert und weshalb die Steuerung versagt.

Das menschliche Gehirn liegt sanft gebettet in der knöchernen Schädelkapsel, es ist nicht starr, sondern elastisch, das heißt schwimmend gelagert in seinem knöchernen Gehäuse. Deshalb hält es maßvolle Stöße unbeschadet aus; und auch heftige Bewegungen wie etwa beim Laufen, Hüpfen oder Rennen (oder Tanzen). Vergessen wir nicht, dass unser Urahn Homo sapiens in der afrikanischen Savanne einst ein Läufer war und auch ein Läufer sein musste (und nicht bloß ein Walker), weil er seine Nahrungsbeute gegen menschliche und vor allem tierische Konkurrenten sichern oder retten musste. – Die Hirnlagerflüssigkeit beträgt etwa 150 Milliliter und wird täglich erneuert und zwar mehrmals (Betz/Mergenthaler), die Tagesproduktion beträgt ungefähr 500 Milliliter. Das müssen wir nicht wissen, aber es schadet auch nicht. Dieses Flüssigkeitspolster dämpft die Verschiebungen des Gehirns, sonst könnten wir nicht schmerzfrei laufen, hüpfen oder tanzen, was wir ja tun sollen, um fit und fröhlich zu bleiben.

Das Hirngewicht schwankt zwischen 1200 und 1500 Gramm, das männliche Gehirn wiegt ungefähr 130 Gramm mehr als das der Frau, aber keine Sorge, zwischen Hirngewicht und Hirnleistung bestehen keine eindeutigen Beziehungen (Speckmann/Wittkowski, *Handbuch Anatomie*).

Das menschliche Gehirn umfasst circa 14 Milliarden Nervenzellen, die in Arbeitsgruppen angeordnet sind. Das menschliche Gehirn ist kein Computer, sagt Adolf Faller, sondern weit mehr. Denn es enthält viel mehr und viel leistungsfähigere Schaltelemente auf viel kleinerem Raum als jeder Computer (Faller). Entwicklungsgeschichtlich stammt unser Nervengewebe einschließlich der Zentrale Gehirn dem sogenannten Ektoderm. Und das ist wichtig. Sehr wichtig sogar.

Denn das Ektoderm ist in der embryonalen Entwicklung das äußere der drei Keimblätter, aus welchen sich unser gesamtes Organsystem im Mutterleib entwickelt. Neben dem äußeren Keimblatt gibt es noch das mittlere (Mesoderm) und das innere Keimblatt (Entoderm). Was es im Einzelnen damit auf sich hat, soll uns nicht kümmern, wichtig ist nur, dass unser Gehirn und unser gesamtes Nervensystem sowie unsere Oberhaut (nur diese, nicht etwa die beiden unteren Hautschichten, die Lederhaut und die Unterhaut) aus diesem Ektoderm entstehen. Und auch die Augenlinse.

Das Nervengewebe ist – in erwachsenem Zustand – hochdifferenziert und galt bis vor kurzem noch als nicht weiter teilungsfähig im Gegensatz zu allen anderen Zellen unseres Körpers. Man war der Meinung, unsere Nervenzellen seien von Geburt an ein für alle Mal vorhanden und bis ins höchste Alter nicht erneuerungsfähig, sondern nur abnutzungsfähig.

Dieses falsche Dogma, diese absurde Behauptung wurde inzwischen als unhaltbar erkannt. Wir reden von der angeblichen Nichterneuerungsfähigkeit der Hirnzellen, nicht von der katholischen Kirche. Diese falsche These gilt Gottseidank nicht mehr, sie ist überholt. Sie ist wissenschaftlich nicht mehr haltbar. Zumindest für einen bestimmten Teil des Gehirns gilt heute prinzipiell eine gewisse Erneuerungsfähigkeit. Und zwar genau in jenem Bezirk, der für den Beginn der Demenz oder für Demenz überhaupt verantwortlich ist oder verantwortlich gemacht wird. Das ist gut und tröstlich.

Die Nervenimpulse, die sich als Signale durch die Nervenfasern bewegen, sind von elektrischen Ladungen begleitet (Faller). Die Übertragung der Nervenimpulse erfolgt durch Freisetzung von Übermittlersubstanzen, zum Beispiel durch Dopamin, Serotonin oder Acetylcholin. Diese Substanzen werden Neurotransmitter genannt und werden uns noch beschäftigen.

Doch zuvor ein Blick auf unser Gehirn. Machen wir es kurz: Das Hirn gliedert sich in fünf Hauptabschnitte (Speckmann/Wittkowski)

- Großhirn (Cerebrum) mit zwei Hälften (zwei Hemisphären mit ihrer Rinde Cortex).
- Zwischenhirn (Di-Enzephalon mit Thalamus, Hypothalamus, Hypophyse)
- Mittelhirn (Mesenzephalon mit Großhirnschenkeln)
- Hinterhirn (Metenzephalon) mit Kleinhirn (Cerebellum)
- Nachhirn mit dem verlängerten Mark (Medulla Oblongata und den beiden Pyramiden). An das Nachhirn schließt sich das Rückenmark an.

Die Hauptmasse des Gehirns besteht aus den beiden Großhirnhälften. Sie sind durch eine Spalte getrennt (Fissura cerebri). Die Oberfläche des Großhirns zeigt erhabene Windungen (Gyrus, Mehrzahl Gyri) und Furchen (Sulcus). Einige davon werden uns noch beschäftigen.

Man kann das Großhirn weiter unterteilen in Lappen, etwa in Stirnlappen, Scheitellappen, Schläfenlappen – das müssen wir nicht wissen. Nur ein Hinweis: Der Schläfenlappen lässt Windungen erkennen ähnlich wie der Stirnlappen, aber auf dem Schläfenlappen befindet sich eine hoch interessante Windung, nämlich der Gyrus para-hippocampalis. Dieser wird uns in jedem Fall noch beschäftigen.

Auf der Unterfläche des Stirnlappens liegen die sogenannten Riechkolben, es sind Teile des Riechhirns. Das Riechhirn ist eine frühembryonale Entwicklung, so als sei in unserer Evolutionsgeschichte das Riechhirn oder das Riechen überhaupt wichtiger gewesen als alles andere, auch als das Denken. Das bedeutet, bevor wir zu denken anfingen, konnten wir riechen. Viele Tiere orientieren sich prinzipiell über ihren Geruchssinn. Zum Beispiel Fische in der Tiefsee. Und manche Forscher nehmen an, erstes Zeichen von Demenz sei der abnehmende Geruchssinn. Davon später mehr.

Im verlängerten Mark, (in der Medulla oblongata = Nachhirn), entspringen die meisten Gehirnnerven. Das Hinterhirn mit Kleinhirn ist Zentrum der Bewegungskoordination und der Gleichgewichtssteuerung, aber auch eine Schaltstelle zur Großhirnrinde. Das Mittelhirn ist ebenfalls eine Schaltstation, und zwar zwischen Rückenmark und den vorderen Hirnabschnitten.

Das Zwischenhirn (zwischen den beiden Großhirnhälften) ist das Zentrum der vegetativen Funktionen, soll heißen unseres Stoffwechsels. Das Zwischenhirn ist zugleich die Hauptschaltstation zwischen den vorderen und den hinteren Hirnabschnitten. Und der Thalamus im Zwischenhirn, auch Sehhügel genannt, ist das Tor zu unserem Bewusstsein (laut Herder-Lexikon). Der Thalamus ist in alle zum Großhirn ziehenden Nervenbahnen eingeschaltet.

Das *Großhirn* ist das Organ der bewussten Sinneswahrnehmung und unser Organ des Denkens und Wollens. Das Großhirn steuert unser Bewusstsein, unsere Intelligenz, unseren Willen und unser Gedächtnis. An die intakte Struktur dieses Hirnabschnitts sind Wohl und Wehe unseres Geistes gebunden. Es ist der Ort der Alzheimer-Demenz. Die Frage, ob wir verblöden oder nicht, ob wir an Alzheimer-Demenz erkranken oder nicht, hängt vom Wohlergehen dieses Hirnabschnitts ab. Wenn wir verblöden, verblöden wir im Großhirn.

Gemäß Hirnforscher Dick Swaab besitzt die 1,5 bis 5 mm dicke Großhirnrinde (Cortex cerebri) in ihren 200 verschiedenen Rindenfeldern circa zehn Milliarden Ganglienzellen (Nervenknoten) mit circa hundert Milliarden Synapsen (Schaltstellen). Das nur zur Information.

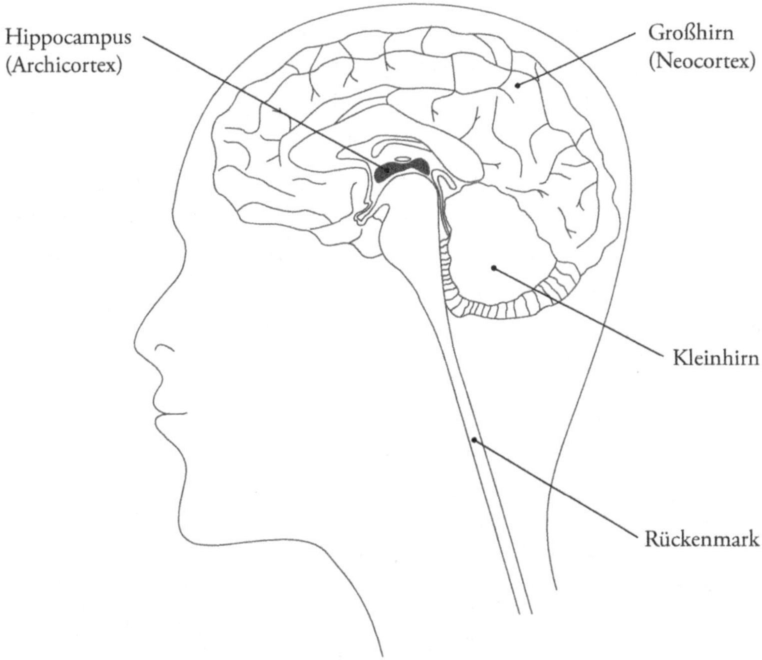

Abb. 1: Die beiden Hippocampi liegen symmetrisch auf Höhe der Schläfen im Gehirninneren

Unsere Gedächtnisleistungen gehen gestuft vonstatten: Sie reichen vom Ultrakurzzeitgedächtnis, das nur wenige Sekunden dauert, über das Kurzzeitgedächtnis, das eine Speicherkapazität von einigen Minuten hat, bis zum Langzeitgedächtnis, wo wir die Sprache oder Sprachen, Erlebnisse, Fertigkeiten oder Gedanken speichern, jahrzehntelang oder auch für unser ganzes Leben. Das entnehme ich meinen beiden wichtigen Quellen Dick Swaab und Michael Nehls.

Die Frage ist, wo genau beginnt der Alzheimerprozess? Und was genau geschieht, wenn wir an Alzheimer-Demenz erkranken und wie geschieht es, wie beginnt der Prozess des Vergessens und warum? Anders gefragt: Warum überhaupt entsteht die Alzheimer-Demenz? Und was kann man dagegen tun? Kann man sie vermeiden und wenn ja: wie? Und wenn man sie nicht vermeiden kann: Kann man sie bekämpfen?

Die Frage, warum sie entsteht, ist angeblich nicht klar zu beantworten. Die Frage warum wir an Alzheimer erkranken oder wie diese Art von Demenz entsteht, liegt angeblich immer noch im Dunkeln. Im Ungewissen. Angeblich.

Gewöhnlich wird diese Frage nur vage beantwortet. Entweder heißt es, es handle sich gar nicht um eine Krankheit, sondern um einen üblichen Alterungsprozess, was der Intensität des Vergessens und dem Ausmaß der Selbstentfremdung total widerspricht, oder aber die Frage sei einfach nicht zu beantworten.

Und auch das ist falsch.

2. Annäherung an die entscheidenden Fragen

Michael Nehls, Verfasser der *Alzheimerlüge* (2014), definiert die Alzheimer-Demenz als Mangelkrankheit. Die Lüge sieht der Verfasser in der Behauptung, die Alzheimer-Demenz sei eine unausweichliche übliche Alterserscheinung. Das bestreitet er genau wie ich.

Ferner hält Dr. Nehls Medikamente in Sachen Alzheimer-Demenz prinzipiell für unsinnig, da eine Mangelkrankheit sich nur dadurch bessern oder vermeiden lasse, indem man die Mängel vermeidet oder abstellt. Nehls meint, die Pharmaindustrie betreibe in Sachen Alzheimer-Demenz nichts als blinden Aktionismus, da sie sich notgedrungen nur mit den Folgen der Alzheimer-Demenz befasse, nicht jedoch mit den Ursachen; was sie ja nicht kann, solange die Ursachen nicht bekannt sind.

Nur: Welche Mängel der verdienstvolle Arzt und Forscher Nehls für entscheidend hält, ist ergänzungsbedürftig. Doch davon später.

Grundsätzlich erkennt Nehls zwei Quellen, die die Entstehung einer Alzheimer-Demenz begünstigen: Das ist zum einen unsere Lebensweise und zum anderen unsere Ernährung.

Was unsere Lebensweise betrifft, zählt Nehls folgende Mängel auf: neben dem Mangel an Schlaf einen großen Mangel an Bewegung, einen Mangel an menschlichem Kontakt und einen Mangel an menschlicher Wärme.

Nehls glaubt, dass jede Stunde, die wir vor dem Fernsehgerät verbringen, das Alzheimer-Risiko erhöhe. Statt zu glotzen, sollten wir uns bewegen oder soziale Kontakte pflegen. Und prinzipiell Stress vermeiden, da Stress das Hormon Cortisol auf den Plan ruft, welches Nehls schlicht ein Alzheimer-Toxin nennt.

Das ist alles richtig. Neben diesen Mängeln zählt Dr. Nehls die Mängel in unserer Ernährung auf, wobei Nehls einen bestimmten, entscheidenden Mangel, den bisher die gesamte Alzheimer-Forschung übersieht, auch nicht nennt. Denn diesen Mangel zu benennen, setzt eine gewisse Frage voraus, und diese Frage stellt auch der verdienstvolle Dr. Nehls nicht. Wir wollen diese Frage im Verlauf unserer Überlegungen herausarbeiten. Und auch beantworten.

Aber zuvor müssen wir uns mit zwei speziellen Hirn-Formationen befassen, die bei der Entstehung der Alzheimer-Demenz wichtig sind. Es geht um die Aufnahme und die Übertragung von Signalen als Information oder als Reiz. Gemeint sind der Hippocampus und der Gyrus dentatus im Bereich des limbischen Systems.

Was heißt das? Ich folge hier im Wesentlichen Dr. Nehls.

Das limbische System, auch Viszeral-Hirn (Bauchhirn) genannt, ist das innere Randgebiet zwischen Großhirn und Hirnstamm. Seine Aufgabe ist die Selbsterhaltung (Ernährung, Verteidigung oder Angriff einschließlich Arterhaltung via Sexualität). Vom limbischen System gehen emotionale Antriebe aus, auch die hormonale Steuerung wird hier beeinflusst und – Achtung – das limbische System wirkt mit beim Lernen und bei der Gedächtnisspeicherung. Verletzungen, Infektionen, Vergiftungen, aber auch Schmerz wirken als Stressoren auf das limbische System und können so das Gedächtnis ungut beeinflussen. Störungen im limbischen System führen zu Angstgefühlen und Aggressionshandlungen (meint auch Adolf Faller).

Der Hippocampus ist benannt nach dem Seepferdchen. Das Seepferdchen ist ein kleiner, maximal zwölf Zentimeter langer Fisch, der in senkrechter Stellung schwimmt und an der europäischen Atlantikküste zu Hause ist. Weshalb die Wissenschaftler eine der interessantesten Formationen im Gehirn nach diesem Fisch benannten, hängt wohl mit dessen Form zusammen. Die Namensgebung soll uns aber nicht weiter kümmern. Der Hippocampus beziehungsweise die beiden symmetrisch hinter den beiden Schläfenlappen angeordneten Hippocampi sind Teil des limbischen Systems, haben eine große Bedeutung für die räumliche Orientierung und gehören zur ältesten Schicht der Großhirnrinde, zum sogenannten Archicortex. Das Klinische Wörterbuch 1994 formuliert so: Der Archicortex ist stammesgeschichtlich ein alter Bezirk der Großhirnrinde, aus dem die Hippocampusformationen hervorgehen. Das kann man so sagen.

Die Eingangsstation zu jedem Hippocampus ist ein strangförmiges Gebilde, Gyrus dentatus genannt, wörtlich: die gezähnte Windung.

Dieser Gyrus dentatus als Eingangsstation zum Hippocampus ist deswegen so bemerkenswert, weil gerade er gemäß neuer Forschung der althergebrachten Medizinermeinung widerspricht, die Nervenzellen einschließlich der Zellen im Gehirn seien zeitlebens nicht regenerierfähig. Das Gegenteil ist richtig, sagt Nehls. Man glaubte lange Zeit, die Neuronen (Nervenzellen) des Gehirns blieben von Geburt an so wie sie einmal sind, sie seien zwar degenerationsfähig, aber absolut nicht regenerationsfähig, nicht erneuerungsfähig. Inzwischen hat man entdeckt, dass das Gegenteil stimmt. Gerade im Gyrus dentatus können immer wieder Neubildungen stattfinden (Nehls). Allerdings können negative Umwelteinflüsse wie Stress, Drogen, Arzneien zur Schädigung führen, aber positive Aktionen wie Bewegung, Laufen, Joggen, Tanzen, Ballspielen können zur Neubildung von Zellen führen. Nachgewiesen für den Menschen ist das seit den Neunzigerjahren des vergangenen Jahrhunderts. Auch Schlaf führt nach Dr. Nehls zur Neubildung von Hirnzellen. Oder gerade der Schlaf.

Die Nerven (Neurone) sind im Gehirn nicht gleichmäßig verteilt, sondern entweder eng geschichtet im Cortex (= Hirnrinde) oder zu Kernen gruppiert innerhalb des Gehirns. Cortex und Hirnkerne bilden die sogenannte graue Substanz (Nehls). Den größten Teil der Hirnrinde bildet der Neocortex und der darunter liegende Archicortex.

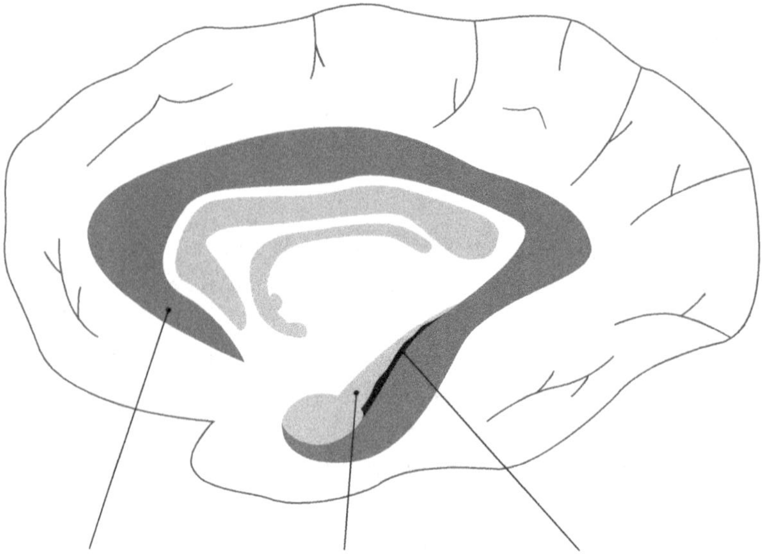

Abb. 2: Großhirnhälfte von innen

Dieser letztgenannte Cortex-Teil (Archicortex) ist jener, der nicht nur das Riechhirn enthält, sondern als eingerollte Strukturen auch die beiden Seepferdchen ähnelnden Hippocampi. Sie sind symmetrisch im Gehirn angeordnet, wir haben also auf jeder Hirnhälfte ein solches Hippocampus-Seepferdchen. Die beiden sind wichtig für unser Gedächtnis, genauer: für die Gedächtniskonsolidierung, soll heißen für die Überführung von Gedächtnisinhalten vom Kurzzeitgedächtnis ins Langzeitgedächtnis.

Seit wenigen Jahren hat man erkannt, dass sich auch im erwachsenen Gehirn im Hippocampus immer noch und immer wieder neue Verbindungen zwischen Nervenzellen bilden können. Fragt sich nur, unter welchen Umständen diese Neubildung geschieht, unter welchen Voraussetzungen sie geschieht oder auch nicht geschieht. Anders gesagt: unter welchen Umständen man eine Alzheimer-Demenz vermeiden oder positiv beeinflussen kann.

Noch sind wir nicht so weit, diese Fragen zu beantworten. Daher befassen wir uns erstmal weiter mit dem Thema Gedächtnis und der Speicherung von Informationen.

Die Speicherung von Informationen geschieht in mehreren Schritten. Im Momentgedächtnis dauert die Speicherung gerade mal eine halbe bis eine Sekunde, im Kurzzeitgedächtnis dauert sie einige Minuten bis Stunden. Erst im Langzeitgedächtnis bewahren wir Informationen langfristig auf, sei es über Jahre, Jahrzehnte oder auch lebenslänglich.

Bei der Übertragung von Informationen aus dem Kurzzeitgedächtnis in das Langzeitgedächtnis spielen der Hippocampus und der Gyrus dentatus (als Eingangsstation) die entscheidende Rolle. Die Übertragung geschieht über Signale, wobei jede Nervenzelle über die Fähigkeit verfügt, Signale zu senden und zu empfangen. Signale sind unterwegs als elektrische Impulse. Die mehr als hundert Milliarden Nervenzellen (Neurone in unserem Gehirn) mit ihrer Billiarde an Schaltstationen (Synapsen) nennt Nehls das anpassungsfähigste Organ, das es gibt.

Die Nervenzellen sind innerhalb von Gehirn und Rückenmark ungleich verteilt. Ansammlungen von Nervenzellkörpern bilden wie erwähnt die sogenannte graue Substanz, die Ansammlung ihrer Fortsätze (mit den schützenden und Signale leitenden Myelinscheiden) bilden die weiße Substanz. Die Rinde von Großhirn und Kleinhirn besteht aus grauer Substanz.

Nach neuesten Forschungsergebnissen können sich nicht nur Nerven in der grauen Substanz erneuern, sondern auch die Myelinschicht in der weißen Substanz. Und auch das sei wichtig in Sachen Demenz. Wir werden sehen.

Jeder Reiz aus der Umwelt oder aus dem Körper wird in der Hirnrinde abgebildet. Und zwar in Bruchteilen von Sekunden, wobei immer eine gewisse Spur im Zellverband gelegt wird (als Engramm). Diese Spur ist die Grundlage unseres Gedächtnisses. Die Übertragung von Inhalten aus dem Kurzzeitgedächtnis ins Langzeitgedächtnis – unter der entscheidenden Rolle des Hippocampus und des Gyrus dentatus im limbischen System (beziehungsweise der beiden Hippocampi und der beiden Gyri dentati) – geschieht durch die Freisetzung von Übermittlersubstanzen, den sogenannten Neurotransmittern. Ihre wichtigsten Vertreter sind Acetylcholin, Dopamin und Serotonin (Faller).

Beginnen wir mit dem mehrfach genannten Neurotransmitter Acetylcholin.

Dieser Neurotransmitter wird von bestimmten Nervenfasern gebildet. Die Gesamtheit aller Acetylcholin bildenden Nervenfasern wird unter dem Begriff cholinerges System zusammengefasst (Faller). Acetylcholin wird in Form kleinster Bläschen in der präsynaptischen Membran gespeichert und auf einen Nervenreiz hin freigesetzt. Gespalten wird Acetylcholin mittels Esterasen und zwar in Acetat und Cholin. Aber wozu muss es gespalten werden? Die Antwort folgt weiter unten.

Acetat ist chemisch gesehen übrigens ein Keton. Auch über Ketone reden wir später (siehe S. 114).

Neben Acetylcholin ist auch Dopamin ein wichtiger Transmitter. Es wird von Nervenzellen im Mittelhirn gebildet (Faller) und hat eine wichtige Funktion im motorischen System, indem es den Muskeltonus steuert. Dopamin gilt als unverzichtbar bei der Bekämpfung eines Schocks (Faller) und bei der Behandlung von Parkinson.

Und schließlich Serotonin. Dieser Neurotransmitter wird aus der Aminosäure Tryptophan in bestimmten Zellen der Magen- und Darmschleimhaut gebildet (Faller). Serotonin findet sich gehäuft im Rückenmark und im Hypothalamus. Serotonin erhöht die Durchlässigkeit der Kapillaren und wirkt mit bei der Herbeiführung von Schlaf (Faller). Da ausreichend Schlaf wichtig ist bei der Vermeidung von Alzheimer-Demenz, spielt Serotonin auch in diesem Zusammenhang eine wichtige Rolle.

In seinem Buch *Die Alzheimer-Lüge* nennt Dr. Nehls die Alzheimer-Demenz eine Mangelkrankheit, die sich mit Medikamenten nicht bekämpfen, aber mit der richtigen Lebensweise vermeiden lasse. Er gibt nachträglichen therapeutischen Versuchen keine Chance. Was die Lebensweise betrifft, empfiehlt Dr. Nehls neben konsequenter Stressvermeidung eine gewisse Disziplin im Alltag – im Grunde das Übliche: nicht saufen, nicht rauchen (Altkanzler Helmut Schmidt war als starker Raucher ein Gegenbeispiel, aber eine Ausnahme hebt eine Regel noch nicht auf), maßvoll essen, wenig fernsehen, sich viel bewegen und ausreichend schlafen (sieben Stunden des Nachts hält Nehls noch für zu wenig). Ergänzen sollte man dieses Programm durch reichlich menschliche Wärme und gute soziale Kontakte. Und ein Schläfchen über Mittag.

Alles richtig.

Nehls empfiehlt mindestens acht bis zehn Stunden Schlaf des Nachts, denn nachts gewinnen wir verlorenes Terrain im Gehirn zurück, dazu noch unbedingt ein halbstündiges Schläfchen über Mittag. Prinzipiell gilt für ihn: Jede Stunde, die wir dem Fernsehen opfern, erhöht das Alzheimer-Risiko und zwar um den Faktor 1,3. Er hält Fernsehen für einen bedeutenden Risikofaktor beim Thema Alzheimer-Demenz. Dagegen sei geistige Aktivität in jeder Art gut, und sei es Kreuzworträtsellösen oder sich an Sudoku versuchen, auch Schachspielen sei zu empfehlen, ebenso Kartenspielen, denn Spielen, sagt Nehls, sei eine natürliche Aktivität unseres Gehirns. Bemerkenswert in diesem Zusammenhang ist Nehls Einschätzung des Computers. Er glaubt an eine positive Wirkung des Surfens im Internet auch auf ältere Heimbewohner, denn durch die Beschäftigung mit dem Computer werde das Alzheimer-Risiko bei älteren Heimbewohnern deutlich verringert.

Nun denn, jedem Heimbewohner und jedem älteren Menschen sei ein eigener handlicher Computer gegönnt!

Frage: Woran erkennt man nun das Entstehen einer Alzheimer-Demenz? – Dr. Nehls unterscheidet fünf Stufen:

Die erste vorklinische Stufe sei kaum erkennbar, wenngleich 50% der Senioren davon betroffen seien. Aber der Geruchssinn habe dann schon gelitten. Unsere Riechkolben leiden offenbar als erste.

In der zweiten Stufe häufen sich Wortfindungsschwierigkeiten, die Erinnerungen nehmen ab, der Geruchssinn wird noch schwächer.

Der Hippocampus ist schon krank.

In der dritten Stufe nimmt das Alzheimer-Toxin (verklebtes Beta-Amyloid) deutlich zu. Es verbreitet sich im ganzen Gehirn. Ein Zeichen: Das Erinnerungsvermögen nimmt weiter ab und der Jähzorn nimmt zu, diverse Launen stellen sich ein, die Leute werden antriebslos und verlieren das Zeitgefühl. Aber sie werden leicht zornig.

In der vierten Stufe schrumpft der Neocortex. Die Neurodegeneration und die Plaques nehmen zu und die Erinnerungen nehmen weiter ab, die Körperpflege wird vernachlässigt, der Schlaf-Wach-Rhythmus ist gestört, ein kindlicher Bewegungsdrang entsteht. Das Namensgedächtnis ist wie ausgelöscht.

In der fünften und letzten Stufe ist eine Kommunikation nicht mehr möglich, der Kranke ist völlig desorientiert, hat Schluckbeschwerden und ein enormes Schlafbedürfnis, es beginnt ein dauerhaftes Jammern und Stöhnen.

So die Demenz-Entwicklungsstufen nach Dr. Nehls.

Frage: Wie sieht diese Entwicklung im Innern des Gehirns aus?

Nehls: Nicht die Gene und nicht das Alter sind die Verursacher dieses Niedergangs, sondern unsere falsche Lebensweise. Die Risikofaktoren für Herzinfarkt, Hirnschlag und Alzheimer-Demenz überlappen sich dabei.

Erste Stufe: Durch die ständige Datenflut wird der Tractus perforans überhitzt.

Der Tractus perforans ist ein Nervenfaserstrang, der die Informationen vom Kurzzeitgedächtnis in den Hippocampus weiterleitet. Die Synapsen des Tractus perforans werden mit neurotoxischen Substanzen überschwemmt, insbesondere mit Glutamat und Beta-Amyloiden. Fibrillen entstehen und zerstören die Nerven im Tractus perforans, die Synaptotoxine verbreiten sich im ganzen Gehirn. – So die Analyse nach Dr. Nehls.

Es beginnt die zweite Stufe: Der Hippocampus schrumpft.

Das ist ein wichtiger Einschnitt, denn die Neurotoxine (die Nervengifte) vermehren sich noch mehr und die Neurogenese (die eigentlich mögliche Nervenneubildung) nimmt weiter ab.

In der dritten Stufe hemmt eine mangelhafte Durchblutung die Neurogenese, der hohe Energiebedarf des Gyrus dentatus (also der Eingangsstation) wird nicht mehr gedeckt.

In der vierten Stufe entstehen Sauerstoffradikale, ohne dass Radikalenfänger bereitgestellt werden. Die guten einfachen Beta-Amyloide (ja, es gibt sie!) werden verklebt zu schädlichen oligomeren Beta-Amyloiden und schützen die Synapsen nicht mehr, vermutlich wegen fehlender Sekretase (zum Zerteilen der Beta-Amyloide), die womöglich medikamentös gestoppt wurde, die Sekretase.

Wir können es kürzer machen: Es sind die Störungen im limbischen System, die zu den typischen Alzheimer-Demenzerscheinungen führen. Unter Störungen im limbischen System sind zu verstehen: Angst, Aggressionen. Infektionen, Vergiftungen, Verletzungen oder Schmerz und negative Emotionen. Sie wirken als Stressoren auf das limbische System und beeinflussen die Gedächtnisspeicher negativ (Faller). Soll heißen, sie begünstigen den Abbau von Nervenzellen. Sie begünstigen die Degeneration des Gehirns und verhindern die Regeneration von Nervenzellen, die im gesunden Gehirn normalerweise immer wieder stattfindet. Ja, immer wieder! Immer wieder fände Regeneration im Gehirn statt, wenn wir es zuließen und Stressoren vermeiden würden, meint Dr. Nehls. Die Regeneration finde vor allem nachts statt, wenn und sofern wir schlafen. Deswegen empfiehlt Dr. Nehls mindestens acht Stunden Nachtschlaf.

Zu den populären Vermutungen über die Entstehung von Demenz gehörten lange Zeit sogenannte Amyloidablagerungen in bestimmten Hirnbezirken. Der niederländische Hirnforscher Dick Swaab vertritt längst eine abweichende Meinung, er bezweifelt die Richtigkeit dieser populären Hypothese, wonach Alzheimer-Demenz durch die toxische Wirkung von Amyloidablagerungen (samt Verklumpung von Transporteiweißen, sog. tangles) entsteht, welche die Nervenzellen in ihrer Funktion im Großhirn behindern. Das hält Swaab für falsch. Aber auch nach seiner Meinung beginnt die Alzheimer-Demenz immer in der gleichen Weise, nämlich im entorhinalen Cortex. Dort greife sie das limbische System an und danach die ganze Hirnrinde. Der ento-rhinale Cortex liegt im limbischen System und hat enge Beziehungen zum Hippocampus. Und von hier aus soll nach seiner Meinung die Demenz ihren Ausgang nehmen. Kurz: Wir verblöden in jedem Fall immer vom Hippocampus aus.

Die Hypothese, wonach Amyloidablagerungen im Hippocampus zur Demenz führen, wird Amyloidkaskaden-Theorie genannt und gilt in weiten Kreisen immer noch als richtig. Hirnforscher Swaab dagegen hält sie für falsch, er bezweifelt sie. Er hängt einer ganz anderen Theorie an, nämlich jener, dass es sich bei Alzheimer-Demenz immer um eine beschleunigte frühe Form der Hirnalterung handle, also um einen generellen beschleunigten Alterungsprozess, wobei die Reparatur von Gehirnschädigungen eben immer schlechter gelinge.

Das gilt zu Recht als Außenseitermeinung, aber was hilft es, das zu entscheiden? – Fazit der Swaab'schen Überlegungen: Um einer Alzheimer-Erkrankung vorbeugen zu wollen, müsste man prinzipiell dem Alterungsprozess entgegenwirken können. Und dazu, sagt Swaab, »sind wir noch lange nicht in der Lage«.

Natürlich nicht. Wir werden dazu auch nie in der Lage sein. Man kann das Altern nicht prinzipiell verhindern, man kann es allenfalls mehr oder weniger verzögern. Aber darauf kommt es nicht an. Alzheimer-Demenz ist keine normale, keine übliche und keine unvermeidliche Alterserscheinung, sondern ein rasant gesteigerter Verfall und schließlich ein Zerfall von Gehirnsubstanz. Eher einer Kernschmelze ähnlich.

Der rasante Verfall und Zerfall des Gehirns, diese Rückbildung von Gehirnmasse, diese Schrumpfung unseres Denkorgans hat die von Dr. Nehls bereits genannten Gründe. Aber es kommt noch etwas ganz Bestimmtes und Entscheidendes hinzu, und das wollen wir herauspräparieren.

Dass der Hirnforscher Swaab von der Unmöglichkeit einer Alzheimerprophylaxe überzeugt ist, ist kein Wunder, denn er beschäftigt sich vor allem mit den unter dem Mikroskop feststellbaren

Hirnanomalien toter Alzheimerkranker, wobei nach seiner Erkenntnis die Alzheimer-Demenz auf ihrem Weg durch das Gehirn immer demselben Schema folgt: Die Krankheit beginnt nach Professor Swaab immer in der Hirnrinde des Schläfenlappens (im entorhinalen Abschnitt), danach würden der temporale Cortex und der Hippocampus befallen, was zu ersten Gedächtnisstörungen hinsichtlich aktueller Ereignisse führe. Dann greife die Krankheit auf die übrigen Hirnrindenregionen über und der Betroffene werde erkennbar vergesslich bis dement. Im Endstadium erlange der Kranke den Zustand eines hilflosen Säuglings. Das ist im Prinzip richtig und widerspricht auch nicht den Einstufungen nach Dr. Nehls.

Sagen wir anders und offen: Das Demenz-Endstadium ist ein unwürdiges, ein unmenschliches Dahinsiechen. Insoweit decken sich Swaabs Ansichten mit denen anderer Forscher. Doch bei der Ursachenforschung dürfte Hirnforscher Swaab allein auf weiter Flur stehen, obgleich die Ansichten immer noch weit auseinandergehen. Manche halten den Ausbruch der Krankheit für schlichten Zufall beziehungsweise für eine göttlich-geheimnisvolle Entscheidung. Andere machen eine ungünstige genetische Disposition verantwortlich, wieder andere glauben, frühkindliche traumatische Erlebnisse führen im Alter zum Ausbruch einer Demenz. Wieder andere sind der Meinung, eine Demenz habe mit der eigenen Lebensweise zu tun, vor allem was die Ernährung betrifft oder unsere schadstoffbelastete Umwelt oder unsere sitzende Lebensweise, unseren Mangel an körperlicher Bewegung oder auch ein Übermaß an unguten Erfahrungen, an Depressionen oder allgemein: Der Ausbruch der Alzheimer-Demenz werde begünstigt durch langanhaltende Unzufriedenheit mit der Lebenssituation oder mit dem Berufsleben oder mit dem Privatleben. Oder einfach durch zu viel Stress. – Nur dass die Alzheimer-Demenz eine gewöhnliche und unvermeidliche Alterserscheinung sein soll, daran hält kaum einer mehr fest außer Hirnforscher Swaab.

Umgekehrt kommen zwei kalifornische Forschungsinstitute zu dem Ergebnis, dass die richtige Lebensweise – viel körperliche Bewegung plus die richtige Ernährung – den dementiellen Prozess vermeiden helfen oder stoppen, eventuell bis zu einem gewissen Grad sogar wieder rückgängig machen kann.

Unter der richtigen Lebensweise wird nahezu wortgleich immer dasselbe verstanden: viel körperliche Bewegung, kombiniert mit einem ausgeklügelten Ernährungsprogramm, das – angeblich – für jeden einzelnen extra ermittelt werden muss, heißt es in Kalifornien. Oft geht es um ein bestimmtes Nahrungsmittel oder überhaupt um Nahrungsergänzungsmittel, die antidementiell wirken sollen. Neuerdings geht es oft um Kokosöl und um Palmöl oder – man staune – um Cannabis, um die Hanf- beziehungsweise Haschischpflanze, deren aus den Samen gepresstes Öl antidementiell wirken soll.

Die Erklärung sieht so aus: Kokosöl wird genannt, weil es mittelkettige Triglyceride enthält, welche in der Leber in sogenannte Ketone oder Ketonkörper umgewandelt werden können, und diese Ketonkörper dienen dem Gehirn als wichtige, wenn nicht als wichtigste Energiequelle. So heißt es auch bei Dr. Nehls. – Mein Apotheker hält nicht viel davon, er sagt, für ihn sei Kokosfett einfach nichts als ein Schmiermittel.

Immerhin gelten Ketone oder Ketonkörper inzwischen generell als erste und beste Energiequelle für den Gehirnstoffwechsel und nicht etwa Traubenzucker (Glucose), wie man früher lange Zeit meinte. Traubenzucker liefert zwar auch Energie, aber gleichsam nur als Ersatz für die Ketone. Noch einmal: Ketone stammen aus mittelkettigen Fettsäuren. Die sind auch und gerade im Fischfett und Fischöl zu Hause. Davon später mehr.

Das Maulbeergewächs Cannabis sativa = indischer Hanf hingegen, dessen Anbau bei uns gesetzlich verboten ist, wurde bekannt als Haschischkraut und als Schrittmacher für stärkere Rauschmittel. Die Fasern dieser Pflanze dienen zur Herstellung von Seilerwaren und groben Geflechten. Aber inwiefern dient Cannabis unserem Gehirn?

Die Antwort lautet: Aus den Samenkörnern wird durch Pressung das Hanföl gewonnen, der dabei entstehende Hanfkuchen dient als Milchviehfutter, während das Hanföl selber gerade dem Hirnstoffwechsel dienen können soll wegen der Ketonbildung.

Mein kluger Apotheker findet auch dafür keine einleuchtende Erklärung. Er glaubt, ein Mangel an Hanföl werde eine Alzheimer-Demenz zwar nicht auslösen, ob aber Hanföl im persönlichen Speisezettel selber eine Demenz verhindern könne, wollte er nicht entscheiden. Wie auch immer, sicher ist: Auch ohne Hanföl lässt sich die Alzheimer-Demenz vermeiden. Denn dafür können wir eine Menge tun, indem wir manches lassen. Oder manches einfach nicht tun. Zum Beispiel glotzen. Vor der Glotze kostbare Stunden zu vertrödeln, das sollten wir auf jeden Fall energisch einschränken. Weniger faul herumsitzen. Weniger rauchen, saufen, Süßes schlotzen usw. – Das alles kennen wir nun schon. Aber das alles trifft noch nicht den wahren Kern des Problems.

Neben der richtigen Ernährung wird immer genannt, was wir lassen oder vermeiden sollen. Und vermeiden sollen wir neben dem immer wieder genannten Bewegungsmangel vor allem zwei Übel, nämlich Stress und Schlafmangel.

Dr. Nehls begründet das so: In grauer Vorzeit bedeutete Stress immer Lebensgefahr, und in einer Lebensgefahr hatte unser Urahn in der afrikanischen Savanne seinerzeit immer zwei Möglichkeiten: kämpfen oder fliehen. Stress hieß in jedem Fall höchste Alarmstufe, um das Leben durch energische motorische Aktion zu retten, sei es mittels Kampf oder mittels Flucht. Stress führte immer zu hochgradiger körperlicher Anstrengung. Und das war gut so.

Denn unser limbisches System bewirkte und bewirkt im Stress – damals wie heute (damals in der Gefahr gegenüber wilden Tieren oder gegen menschliche Angreifer, heute wohl eher gegenüber Konkurrenten, einem ungnädigen Chef oder einer beleidigten Freundin, Ehefrau oder Schwiegermutter) – dass über Zwischenstufen sofort zwei Hormone freigesetzt werden, nämlich Cortisol und Adrenalin. Das geschieht in Sekundenbruchteilen.

Diese beiden Hormone veranlassen den Körper sich zu entscheiden: entweder zur Flucht, zum Kampf oder auch zur Angststarre (um den Angreifer zu täuschen).

Adrenalin erhöht sofort nicht nur den Blutdruck, sondern auch die Atemfrequenz und die Schweißproduktion (zur Kühlung), während Cortisol sofort hochgradig körperliche Energie mobilisiert und gleichzeitig alle anderen Energie verbrauchenden Stoffwechselvorgänge ausbremst, die im Moment nicht benötigt werden, das heißt konkret: Gleichzeitig wird das Immunsystem blockiert und ebenso die Speicherarbeit im Gehirn und die Erneuerung der Gehirnzellen. Die Neurogenese im Hippocampus wird total blockiert. Nehls meint lapidar: Unter Stress leidet das Erinnern. Unter Stress leidet unser Gehirn.

Hält der Stress an, dann wird Cortisol sozusagen chronisch produziert – und dann leiden nicht nur unser Aussehen, sondern vor allem die Nerven im Hippocampus, und das bedeutet, es steigt die Gefahr, an Alzheimer zu erkranken. So einfach ist das. Denn gleichzeitig werden hohe Mengen an Glutamat (eigentlich ein synaptischer Botenstoff) freigesetzt (im Tractus perforans), was neurotoxisch wirkt. Das wiederum erhöht die schädliche oligomere Beta-Amyloidproduktion (gleich Alzheimer-Toxin), während das erhöhte Cortisol die Neurogenese blockiert und den Hippocampus schrumpfen lässt.

Na bitte, so kommen wir dem Elend näher. So kommt der Alzheimerprozess in Gang – allein durch anhaltenden Stress.

Es spielt keine Rolle, ob Stress aus lang dauernder Ausweglosigkeit, aus plötzlicher Angst oder aus Depression resultiert. Langfristig ist damit die Alzheimer-Demenz vorprogrammiert, sagt Nehls. Folglich empfiehlt Nehls, sich chronischen Stressoren zu entziehen. Glücklich, wer das kann.

Nein, falsch: Wir können das alle, wenn wir wollen und tun, was Nehls empfiehlt.

Nehls empfiehlt eine anregende, stressreduzierende Freizeitgestaltung von mindestens einer Stunde täglich! Eine Stunde täglich fröhliche stressfreie Zeit! Er stützt sich dabei auf eine Studie der Pittsburgh School of Medicine. Im Klartext heißt das: täglich eine Stunde (oder mehr) Spazieren gehen oder in einer Gruppe Ball spielen oder Tischtennis spielen oder – wie ich meine – tanzen! Täglich tanzen!

Tanzen ist (für mich) eine göttliche Erfindung, denn Tanzen reduziert das Alzheimerrisiko nachweislich und zwar erheblich, meint auch Dr. Nehls, während Zeitung lesen, vor allem das Lesen negativer Nachrichten, das Alzheimerrisiko erhöht, und zwar beträchtlich erhöht, weil negative Nachrichten immer Stress bedeuten. Und Stress – wie jetzt genug dargestellt – provoziert die Produktion des schädlichen Hormons Cortisol.

Was mich besonders freut: Auch Dr. Nehls ist davon überzeugt, dass tägliches Tanzen das Alzheimerrisiko erheblich verringert, weit mehr verringert als alle anderen körperlichen Aktivitäten, selbst wenn diese im Verein mit anderen sozialen oder geistigen Kontakten ausgeübt werden, was ja immer gut ist. Konkret, sagt Nehls, vermindere tägliches Tanzen das Alzheimerrisiko insofern am meisten, weil das Demenzrisiko durch Tanzen »geviertelt« wird, während alle anderen körperlichen Aktivitäten das Alzheimerrisiko nur halbieren.

Wie gesagt, ich halte Tanzen für eine göttliche Erfindung. Auch wenn es in meinem (oder in unserem) Alter nicht ganz leicht ist, einen kompetenten Tanzpartner zu finden. Man kann notfalls auch in der Gruppe tanzen und alte Volkstänze pflegen. Tanzen wir der Demenz davon.

Doch damit sind die stressreduzierenden – gleich Alzheimer vorbeugenden – Aktionen noch nicht erschöpft. Dazu gehört in meinen Augen auch noch eine andere körperlich-geistige Aktion, nämlich das Singen, geschehe es allein, zu zweit oder im Chor.

Singen ist zugleich ein Gradmesser für die eigene Stresssituation, denn in höchster Erregung kann man nicht mehr singen, sondern nur noch schreien – wie das auch die Akteure auf der Opernbühne im Zweifel tun. Singend entspannen wir nicht nur, singend aktivieren wir nicht nur unseren Kehlkopf und unsere Stimmbänder – und unser Gedächtnis –, sondern singend ermöglichen wir nach meiner Meinung zugleich winzigste Bewegungen im Nanobereich in unserem Gehirn, soll heißen: Wir regen singend zugleich den Hirnstoffwechsel an. Ich möchte gerne wissen, wie hoch der Prozentsatz der Alzheimerpatienten unter Berufssängern ist oder unter Chorvereinssängern, verglichen mit gleichaltrigen Nichtsängern. Auch Dr. Nehls erwähnt den geistigen Niedergang seiner Mutter, die bis zu ihrem achtzigsten Geburtstag in zwei Chören sang. Dann aber meinte sie, nach dem achtzigsten Geburtstag gehöre sich das nicht mehr, verzichtete auf das Singen und schon begann der geistige Niedergang.

Schließlich sei noch einmal auf eine andere wichtige körperliche Aktion zur Vermeidung einer Demenz hingewiesen, die wie das Gegenteil einer Aktion aussieht und dennoch zugleich mit einer großen Hirnaktivität verbunden ist. Ich meine den Schlaf. Schlafend tun wir zwar nichts als Schlafen, so scheint es, aber in Wahrheit ist ein Teil unseres Gehirns hochaktiv, nämlich das limbische System, wo unsere Gefühle, unsere Lust und Leidenschaft zu Hause sind. Das limbische System ist entwicklungsgeschichtlich wie erwähnt ein alter Teil des Gehirns, den auch andere Wirbeltiere (zu denen wir ja gehören) besitzen.

Während unser Bewusstsein im Neocortex angesiedelt ist, ist unser Unterbewusstsein im Hippocampus und in den sogenannten Mandelkernen im limbischen System neuronal zu Hause. Die Mandelkerne sind für unsere Stressreaktionen zuständig, sie bewerten unsere Emotionen und Ängste und bestimmen unsere langfristigen Erinnerungen. Und was geschieht im Schlaf? Warum ist es so wichtig, genügend lange zu schlafen? Und wieviel ist genug?

Ohne uns mit den verschiedenen elektrischen Entladungen der Hirnneurone zu beschäftigen und zwischen Alpha-, Beta- und Gamma-Wellen zu unterscheiden oder zwischen Tiefschlaf und REM-Schlaf, wollen wir nur festhalten, dass sich im Schlaf die Synapsen (im Hippocampus) regenerieren und schädliches (oligomeres) Beta-Amyloid abgebaut wird.

Schlaf verhindert die Degeneration von Hirnnerven und begünstigt ihre Regeneration. Schlafmangel ist eine Form von Stress und hat einen direkten Bezug zur Alzheimerentstehung, stellt Nehls fest. Denn im Schlaf findet ein Datentransfer vom Hippocampus in den Neocortex zwecks langfristiger Speicherung statt, während der hippocampale Zwischenspeicher gelöscht und dadurch wieder aufnahmefähig gemacht wird. Hinzu kommt, dass der Hippocampus nächtlich einige Tausend Neurone neu bildet, aber eben nur im Schlaf. Nehls: Im Schlaf wächst unser Geist.

Ja, aber nur, wenn unser Schlaf nicht gestört wird. Und wenn er ausreichend lang ist.

Die einsetzende Dunkelheit signalisiert (der Zirbeldrüse), das Schlafhormon Melatonin freizusetzen. Melatonin sorgt dafür, dass Cortisol abgebaut und »regenerative Stoffwechselvorgänge« beschleunigt werden (Nehls). So ist bekannt, dass Wunden im Schlaf besser heilen. Licht und Lärm dagegen stören das Melatoninprogramm. Bei Schlafmangel wird zum Beispiel das schädliche Cortisol nicht abgebaut. Überhaupt leidet bei Schlafmangel die Immunabwehr.

Also: Wieviel Schlaf brauchen wir? Und zwar bei wirklich dunklem Schlafzimmer! – Nehls: Unsere biologische Uhr verlangt, dass wir den Tag in zwei Aktivitätsphasen einteilen – mit einer Pause dazwischen. Pause heißt: ein Schläfchen dazwischen, von Nehls »Powerschlaf« genannt. Wir bedürfen einer Siesta, genau wie unser Urahn in der afrikanischen Savanne, der müde wurde, wenn die Sonne am höchsten stand und die Hitze am größten war. Wir spüren die prähistorische Anpassung an die Mittagshitze immer noch, sagt Nehls, mehr noch: Ein kurzer Mittagsschlaf schützt uns deutlich vor Alzheimer. Anders gesagt: Unsere Gesundheit leidet, wenn wir auf ein – kurzes – Mittagsschläfchen verzichten.

Übrigens: Dr. Nehls ist natürlich ein Gegner der industriefreundlichen Sommerzeit-Regelung, weil unsere innere Uhr dadurch gestört wird. Sie leidet unter dieser erzwungenen Störung unseres natürlichen Rhythmus.

Nach Nehls liegt unser natürliches nächtliches Schlafbedürfnis höher als bei den üblichen sieben Stunden. Und weit höher als bei den vier Stunden Nachtschlaf, mit denen manche auskommen wollen, das nennt Nehls einfach Irrsinn. Irrsinnig sind auch die TV-Programme, die erst um 22 Uhr beginnen und zum Schlafverzicht verführen, wie ich meine. Irrsinnig ist auch die nächtliche Schichtarbeit, meint Nehls, denn sie führt zu chronischem Schlafmangel. Alle Organe leiden unter chronischem Schlafmangel, besonders aber unser Gehirn.

Eine amerikanische Schlafforscherin meint, Schlafmangel führe langfristig auch zur Arteriosklerose der Halsschlagader, was hochgefährlich ist, aber auch zu Bluthochdruck. Auch Diabetes und Fettsucht seien Folgen beständigen Schlafmangels.

Gesichert ist in jedem Fall: Chronischer Schlafmangel führt zur Schrumpfung des Hippocampus – und ist damit eindeutig ein Alzheimerrisikofaktor. Schließlich führt Schlafmangel zur Umwandlung des einfachen neuro-protektiven Beta-Amyloids in das neuro-toxische oligomere Beta-Amyloid, d. h. in das Alzheimer-Toxin, sagt Nehls, ganz besonders im hippocampalen Tractus perforans. Und genau hier beginnt ja der Prozess der Alzheimererkrankung, wie wir weiter oben gesehen haben.

Noch einmal die Frage: Wieviel Nachtschlaf ist nötig und richtig, um Alzheimer zu vermeiden oder sagen wir vorsichtig: um Alzheimer nicht zu begünstigen. Nehls meint: Zehn Stunden Nachtschlaf seien uns modernen Menschen angemessen, dazu dreißig Minuten Powerschlaf um die Mittagszeit. Ich plädiere für acht Stunden Nachtschlaf und ein ganzes Stündchen Mittagsschlaf.

Günstig sind auch Meditationstechniken, denn sie reduzieren Stress und damit das nervenschädliche Stresshormon Cortisol. Dreißig Minuten täglich sollen genügen, egal ob Yoga oder Zen-Meditation. Ich gestehe, dass ich dazu noch keinen Zugang habe.

Auch enge soziale Kontakte wirken schützend gegen Alzheimer, sagt Nehls. Denn dabei wird das Hormon Oxytocin freigesetzt. Es ist jenes Hormon, das beim Geburtsvorgang die Wehen reguliert. Aber auch sonst beeinflusst Oxytocin unser soziales Miteinander, es ist mehr als bloß unser Lust- und Kuschelhormon. Es stärkt den Gruppenzusammenhalt, die Vereinstreue. Es regt die Neurogenese an, indem wir uns an Traditionen und Rituale im Verein erinnern. Der Mensch ist ein Herdentier und Oxytocin ist gleichsam ein Kulturhormon, sagt Nehls. Man sollte daher auch noch nach dem achtzigsten Geburtstag im Chor singen, denn Singen im Chor, also in einer Gemeinschaft, hat einen doppelten protektiven Effekt gegenüber Alzheimer-Demenz, weil Singen an sich den Hirnstoffwechsel anregt und Singen im Chor dazu noch Oxytocin freisetzt.

Nun aber die wichtige Frage: Wie beeinflusst unsere Ernährung den Gehirnstoffwechsel beziehungsweise die Alzheimer-Entstehung? – In dieser Frage scheiden sich die Geister. Und zugleich beginnt hier ein großes Umdenken. Einigkeit herrscht darüber, dass prinzipiell jedes Zuviel und jedes Zuwenig schädlich. ist. Das wusste schon der große Arzt Paracelsus (1493–1541), der vorübergehend Stadtarzt und Professor in Basel war. Er sagte, es ist nur die Dosis, die macht, ob ein Ding heilsam sei oder nicht. Das gilt unverändert auch heute. Oder gerade heute in der Zeit zunehmender Alzheimer-Demenz. Unsere Gehirnzellen sollen genügend Stoff bekommen, genügend Energie. Aber sie sollen auch nicht überschwemmt werden.

Frage: Wer oder was liefert diese Energie für unser Hirn? – Nach Dr. Nehls tun das vor allem die sogenannten Ketone, von denen aus den USA ermutigende Berichte hinsichtlich Verbesserung der Situation der Alzheimerkranken kommen. Obgleich auch in den USA die Grundfrage zum Thema Alzheimer-Demenz so wenig gestellt wurde wie bisher in Europa – auch nicht vom verehrten Dr. Nehls. Wir werden das im Lauf unserer Erörterung aber noch klar und einfach tun.

Wir haben gelernt, die Zerstörung der Hirn-Neurone beginnt in jenem Nervenfaserstrang, der die Informationen in den Hippocampus transportiert, er heißt Tractus perforans und transportiert neue und alte Erfahrungen und Erlebnisse in den Hippocampus. Das kann er, weil er Verschaltungen (Synapsen) zu den Nervenfasern des

Hippocampus hat. Diese Verschaltungen bilden eine eigene Hirnwindung, von Medizinern Gyrus dentatus genannt. Das haben wir begriffen.

Die Leitfähigkeit dieser Verschaltungen (Synapsen) ermöglicht ein bestimmter Botenstoff, auch Neurotransmitter genannt, in diesem Fall ist es Glutamat. Gleichzeitig wird eine Menge Beta-Amyloid produziert. Nur welches? Welche Sorte Beta-Amyloid ist gemeint?

Hier beginnt die große Verwirrung. Nach Nehls handelt es sich bei der Hirnverkümmerung immer um oligomere Beta-Amyloide, nicht aber um die einfachen (monomeren) Beta-Amyloide. Die letztgenannten Beta-Amyloide seien gerade kein Teil des Alzheimerübels, sondern nur die gleichsam dicken, weil oligomeren Beta-Amyloide, sie seien die innere Erscheinungsform des Alzheimerproblems. Denn nur die oligomeren Beta-Amyloide zeigen sich in den Alzheimergehirnen als die berühmten Plaques.

Ohne uns in die Einzelheiten zu verstricken, müssen zwei Besonderheiten in den Forschungsergebnissen von Dr. Nehls hervorgehoben werden: Der Gyrus dentatus ist seiner Meinung nach lebenslänglich zur Neubildung von Nervenzellen für den Hippocampus befähigt, auch noch im hohen Alter. Mit anderen Worten: Nehls sieht gerade hier, am Ursprungsort der Alzheimer-Erkrankung, zugleich den Ort der Rettung als Ort der Neubildung von Hirnzellen. Und damit als Ort der Rückbildung der Zerstörung. Oder zumindest den Ort einer Verlangsamung der Zerstörung, wenn schon nicht dessen Aufhebung.

Die zweite Besonderheit besteht darin, dass Dr. Nehls – im Gegensatz zur herrschenden Lehre – nicht jedes Beta-Amyloid für schädlich hält, wie das bisher allgemein geschieht, denn Nehls unterscheidet wie erwähnt zwischen den beiden ungleichen Formen von Beta-Amyloid. Die erste Beta-Amyloid-Ablagerung (in Form von Plaques) entdeckte im neunzehnten Jahrhundert schon Dr. Alzheimer im Gehirn seiner Patientin Auguste, dazu noch einen ausgeprägten Gehirnschwund. Es fand Neurodegeneration statt anstelle einer Neuroregeneration, das erkannte bereits der gute Alois Alzheimer.

Diese schädlichen Beta-Amyloid-Plaques sind Eiweißverbindungen, sitzen gewöhnlich in der Nähe von Synapsen und kleben zusammen. Dazu finden sich noch faserige Ablagerungen (Fibrillen) in den Neuronen selber, die im gesunden Zustand die Zellen stabilisieren.

Die Besonderheit besteht darin, dass Nehls zwischen einem kleinen einfachen Beta-Amyloid als Einzelpeptid (monomer genannt), das Synapsen schützt, unterscheidet und den zusammengeklebten Beta-Amyloiden (sogenannten oligomeren Amyloiden), die als Plaques bekannt und das wahre Alzheimergift sind, sie sind das eigentliche Alzheimertoxin, meint Nehls.

Seiner Meinung nach entsteht dieses Toxin durch Überreizung der Synapsen infolge eines Überangebots an Informationen – etwa durch zu wenig Schlaf (und zu viel Fernsehen) und zu viel Stress. Man könnte sagen, die Synapsen bedürfen der Ruhe. Erhalten sie diese Ruhe nicht, wird zu viel Beta-Amyloid produziert, dieses Zuviel neigt zu Verklebungen und Verklumpungen. Und das ist das Problem.

Denn nur die verklebten und verklumpten Beta-Amyloide zerstören die Synapsen und breiten sich in einer Kettenreaktion vom Hippocampus aus im ganzen Gehirn weiter aus. Und dann werden weitere verklebte Beta-Amyloide produziert, welche die Hirnzerstörung weitertreiben. Und so fort. Es ergibt sich ein Teufelskreis.

Die wichtige Frage in diesem Zusammenhang lautet: Inwiefern trägt eigenes Verhalten, zum Beispiel unsere Ernährung, unser Bewegungsmangel, unser Schlafmangel zu diesem krankhaften Prozess bei. Sind wir letzten Endes selber schuld am Ausbruch der Alzheimer-Demenz? Sind wir selber schuld an der fortlaufenden Zerstörung unserer Gehirnzellen? Sind wir unwissend aktiv beteiligt daran? Und falls ja, können wir diese Selbstbeteiligung einschränken? Oder vermeiden?

Der wichtigste Botenstoff der Synapsen ist das Glutamat, ein Salz der Glutaminsäure (diese ist ein wichtiger Eiweißbestandteil, kommt in den Muskeln und im Getreide vor). Glutamat entsteht bei Überreizung durch Informationsüberfülle im Übermaß – und wird im Übermaß zum Gift. Um sich davor zu schützen, produzieren die

Synapsen das Beta-Amyloid, welches im Übermaß zur Verklumpung neigt und damit zur Neuronenzerstörung beiträgt. Es hilft nichts, jedes Übermaß ist von Übel.

Der Hippocampus bedarf für seine Tätigkeit der Energie, die er sich nicht über Ketone beschafft, sondern in erster Linie über Glucose, und ist insofern von Insulin abhängig.

Alles im Übermaß ist schädlich. Das weiß auch unser Gehirn. Insbesondere das Tor zu unserem Gedächtnis, nämlich der Hippocampus und hier besonders der Tractus perforans, der durch ständige Datenflut und zu wenige Erholungspausen überhitzt wird. Seine Synapsen werden bei Überlastung mit Nervengiften überschwemmt, insbesondere mit Glutamat und Beta-Amyloid. Die Gifte häufen sich an, werden zu wenig abgebaut und zu wenig abtransportiert, wodurch das Gehirn immer mehr mit neurotoxischen und synaptotoxischen Stoffen überschwemmt wird.

Dabei könnten im Gyrus dentatus lebenslang neue Zellen gebildet und die degenerierten ersetzt werden, wenn ein Gleichgewicht herrschte zwischen Neurogenese und Neurodegeneration, also ein Gleichgewicht zwischen Abbau und Aufbau von Zellen im Gyrus dentatus – was von zwanzig Hormonen und hormonähnlichen Substanzen gesteuert wird. Erst ein gestörtes Gleichgewicht zwischen Abbau und Aufbau von Zellen führt zum Schrumpfen des Hippocampus. Und damit zur Alzheimer-Demenz.

Und dann müssen immer weniger hippocampale Synapsen immer mehr leisten – bei gleichbleibendem Datenfluss. Das zieht unweigerlich eine Anhäufung und Verklumpung der Beta-Amyloide und Vermehrung der schädlichen Fibrillen nach sich, und das heißt: Die Alzheimer-Demenz nimmt ihren Lauf.

Denn die verklumpten Beta-Amyloide lagern sich im Lauf der Alzheimer-Erkrankung auch in den Blutgefäßen ab, was zu Blutgerinnseln und Mini-Infarkten im Gehirn führt und damit zusätzlich zu einer vaskulären Demenz. Es können sich also eine plaquesinduzierte Demenz (die eigentliche Alzheimer-Demenz) und eine vaskuläre Demenz zusammentun und sich überlagern und gegenseitig verstärken.

Aber das ist nicht alles. Der hohe Energieumsatz im Hippocampus führt zur Anhäufung von Sauerstoffradikalen, welche die Radikalenfänger auf den Plan rufen, die unser Organismus zum Teil selber herstellen könnte – mit Hilfe von Vitaminen. Zum andern Teil werden Radikalenfänger mit der Nahrung zugeführt, insbesondere über Pflanzennahrung.

Dr. Nehls konstatiert als Ergebnis seiner Überlegungen, dass weder unser Erbgut noch unser Alter für die Entstehung von Alzheimer-Demenz entscheidend sind, sondern allein unsere Lebensweise. Mit anderen Worten: Eine Alzheimer-Demenz lässt sich vermeiden – nicht durch Medikamente, sondern durch die richtige Art, sein Leben zu führen.

Aber was ist die richtige Art? Worin besteht sie? Und gibt Nehls hier die nötige Antwort?

Einigkeit herrscht darüber, dass Stress nicht bloß ungesund ist, sondern dass Stress die Entstehung von Alzheimer-Demenz begünstigt, wenn nicht gar bedingt. Im Stress werden wie erwähnt Stresshormone freigesetzt, darunter Adrenalin und Cortisol. Sie sind die zwei berühmtesten Stresshormone überhaupt. Beide erhöhen die Gefahr, an Demenz zu erkranken beträchtlich. Und chronischer Schlafmangel erhöht die Freisetzung dieser beiden Stresshormone erheblich. Also: Schlafmangel vermeiden.

Aber das allein reicht nicht.

Adrenalin erhöht den Blutdruck, steigert die Herzfrequenz und die Atemfrequenz und vermehrt die Datenflut in den Hippocampus (Nehls). Der Hippocampus wird durch Adrenalin überreizt.

Cortisol mobilisiert Energie und hemmt dabei wichtige Stoffwechselaktionen. So wird zum Beispiel nicht nur das Immunsystem blockiert, sondern zugleich auch die Neurogenese und die Speicherarbeit des Gehirns ausgebremst. – Nehls: Unter Stress leidet das Erinnern.

Aber nicht nur das.

Chronisch erhöhtes Cortisol wirkt neurotoxisch, insbesondere im Hippocampus und erhöht das Tempo des Alterns, es begünstigt die Demenz schon durch Erhöhung des neurotoxischen Glutamats, wobei die Neurogenese durch Cortisol blockiert wird, weshalb der Hippocampus schrumpft. Und so weiter...

Es entsteht der dementielle Teufelskreis.

Bei Menschen, die zu Depressionen neigen, verdoppelt sich nach Nehls das Alzheimerrisiko. Deshalb empfiehlt er eine frühzeitige psychotherapeutische Betreuung. Sie allein kann eine Demenz zwar nicht verhindern, denn dazu gehört immer auch eine entschlossen-vernünftige Lebensweise, aber sie kann sie bis zu einem gewissen Grad verzögern.

Nun aber konkret die Frage: Was sollen wir essen? was sollen wir trinken? – Antwort: Erstens nicht zu viel und nicht zu wenig. Um jedes Zuviel und jedes Zuwenig zu vermeiden – was schädlich wäre für den Hippocampus, das Haupteingangstor zur Alzheimer-Demenz –, plädiert Nehls für eine »hirngerechte Ernährung«.

Aber was ist das? Wie sieht eine hirngerechte Ernährung aus? – Nehls meint in Anlehnung an eine japanische Weisheit: Die tägliche hirngerechte Nahrung soll die Kraft der Erde und des Meeres in sich tragen.

Heißt: Man sollte sich mediterran ernähren, um eine Alzheimer-Demenz zu vermeiden. Viel Gemüse und viel Fisch. Aber hier öffnet sich ein weites Feld für Glaubenskriege.

Mediterran heißt natürlich erst einmal viel Obst und Gemüse. So weit gut. Es heißt reichlich Pflanzennahrung. Gut. Dazu täglich bestimmte Öle oder Fette, zum Beispiel Omega-3-Fettsäuren (und weniger Omega-6-Fettsäuren, die in der Wurst enthalten sind), dazu Flavone, Spurenelemente und Antioxidantien. Alles gut und richtig.

Flavone (flavus – gelb) sind Blütenfarbstoffe oder im Pflanzenzellsaft gelöste Stoffe mit unterschiedlicher Wirkung (krampflösend oder gut gegen Kapillarbrüchigkeit, auch gut bei Herz- und Kreislaufproblemen etc.) Also wiederum: viel Obst und Gemüse, dazu viele Meeresfrüchte und Fisch. Auch Algen.

Nehls: Fischfett ist gesund; ganz sicher gesünder als Zucker oder Honig, welche beide früher als erstklassige Energielieferanten gerade für Geistesarbeiter galten. Nehls hält Fischfett für besser. Ergänzend sollen Nüsse und gutes Öl dazukommen. Aber damit beginnen die Fragen: Welches Öl ist gut und welches nicht? Und wie viel davon jeweils? – Denn die mediterrane Ernährung soll ja nicht nur den Bauch, sondern immer auch unser Hirn ernähren. Sie soll dem Hirnstoffwechsel zugutekommen. Sie soll hirngerecht sein. Und darum stellen wir hier vorläufig endlich einmal die wichtigste aller Fragen, nämlich diese: Wer oder was steuert den Hirnstoffwechsel?

Diese in meinen Augen entscheidende Frage in Sachen Alzheimer-Demenz, die Frage nach der Steuerung des Hirnstoffwechsels, wird weit und breit nicht gestellt. Noch immer nicht. Von niemandem. Sie wurde bisher von keinem Alzheimerforscher gestellt. Auch nicht von Dr. Nehls. Nicht in dieser Klarheit. Das ist nicht zu begreifen.

Solange wir nicht wissen, wer oder was oder welche Substanzen den Hirnstoffwechsel maßgeblich steuern (und nicht bloß mit Eiweiß, Kohlenhydraten und Fett beziehungsweise mit Ketonen versorgen), bleiben alle Bemühungen um die Alzheimer-Demenz vergebliche Liebesmühe. Sie bleiben Stückwerk. Sie können nur annähernd Aufklärung und Hilfe leisten. Aber zum Kern des Problems stoßen sie alle nicht vor. Ausnahmslos alle nicht. Denn der Kern des Problems Alzheimer-Demenz ist ein fehlerhafter oder laufend missglückender Stoffwechsel.

Das ist das Grundproblem. Es geht in erster Linie nicht um die Vermeidung bestimmter Plaques, sondern um das Gelingen des Hirnstoffwechsels. Es geht negativ formuliert um den vernachlässigten Hirnstoffwechsel. Um einen fehlgesteuerten Hirnstoffwechsel. Oder positiv: Es geht um die prinzipiell richtige Steuerung des Gehirnstoffwechsels.

Es ist ja schön, dass allmählich mit vielen alten Irrtümern in unserer Ernährung betreffend Fette, Öle oder Zucker und Honig aufgeräumt wird. Aber die Steuerungselemente des Hirnstoffwechsels dürfen über all diesen schönen neuen Erkenntnissen nicht vernachlässigt werden. Im Gegenteil, diese Frage muss umso dringlicher gestellt werden. Und weil das so wichtig ist, will ich ihr ein eigenes Kapitel widmen.

Doch zunächst noch einmal zurück zu den herrschenden Irrtümern in der Ernährung.

Dr. Nehls macht erst einmal Schluss mit der falschen Einschätzung und der törichten Verteufelung von Cholesterin. Da kann man ihm nur zustimmen und heftig danken. Denn Cholesterin (wörtlich Gallenfett) ist ein Lipid (Fett oder fettähnlicher Stoff) von kompliziertem Aufbau: Es ist laut Pschyrembel 1977 Bestandteil aller Körperzellen, besonders jeder Zellmembran, es entsteht in den Nebennieren, im Gehirn, in der Leber und im Ovar, seine Funktion ist noch nicht abschließend geklärt, sicher ist nur, es ist unverzichtbar, es dient als Vehikel der Fettsäuren, es schützt die Membran der Erythrozyten gegen Saponine, es ist die Grundsubstanz der Steroidhormone und der Gallensäure, es wird sowohl mit der Nahrung aufgenommen (Eidotter!), als auch endogen produziert, die Biosynthese unterliegt der Rückkopplung mit der Nahrungsaufnahme (Pschyrembel 1994). Wir reden von Cholesterin.

Nehls sagt es einfacher: Cholesterin ist lebenswichtig. Es ist Ausgangsstoff für viele Botenstoffe (Steroidhormone), der Bedarf beträgt zwei Gramm täglich. Vegetarische Kost ist keine Cholesterinquelle.

Unser Körper stellt für den eigenen Bedarf Cholesterin her, er stellt nichts her, was ihm schadet, sagt Nehls. Daher gibt es kein schlechtes körpereigenes Cholesterin, sondern nur Probleme bei der Menge und beim Transport zum jeweiligen Bestimmungsort in den Organen, es muss als langkettige Fettsäure erst noch verpackt werden, wobei zwei Verpackungen zur Verfügung stehen: Die bekannten sind LDL und HDL. Das sind Fettpartikel mit geringer oder mit hoher Dichte. LDL dient dem Hintransport, HDL dem Rücktransport zur Leber. Gutes oder ungutes Cholesterin bezieht sich immer nur auf die jeweilige Menge. die transportiert wird. Und die hängt von uns ab.

Das HDL hemmt in der Leber die Neuproduktion von Cholesterin und gilt insofern als gut, aber ohne LDL wären wir nicht lebensfähig, sagt Nehls. Natürlich sind 220 mg LDL/dl Blut zu viel und ein Risiko für Arteriosklerose und Alzheimer-Demenz. In

China liegt der durchschnittliche Cholesterinwert bei 94 mg/dl, in Deutschland bei 235 mg/dl.

Aber ein hoher HDL-Wert (höher als 55 mg/dl) senkt wiederum das Alzheimerrisiko um das 2,5-fache. Gewöhnlich ist dieser Wert jedoch niedriger. Doch noch wichtiger ist das Verhältnis der beiden Werte LDL zu HDL, also der Quotient. Je höher, desto wahrscheinlicher oder näher ist der Infarkt. Ziel ist ein Quotient unter 3. Faktisch liegt der Wert bei 4,2 (Frauen) und 4,5 (Männer).

Frage: Wie beeinflusst unser Cholesterin die schädliche Beta-Amyloidproduktion? Antwort: Ganz erheblich. – Aber, sagt Nehls, die Menge an Cholesterin, die wir mit der Nahrung aufnehmen, ändert den Alzheimerindex nur unwesentlich. Ein Frühstücksei liefert neben anderen Vitaminen das wichtige Vitamin B12 und beeinflusst den LDL/HDL-Quotienten nur wenig, denn unser Körper reguliert das Cholesterin über Eigensynthese selber. Also ist gegen ein Frühstücksei täglich nichts zu sagen. Je mehr Cholesterin wir zuführen, desto mehr sinkt die Eigenproduktion von Cholesterin. Es ist ein Regelkreis, in den ganz andere Faktoren eingreifen als unser Nahrungs-Cholesterin. Das Nahrungs-Cholesterin zu verteufeln nennt Nehls einen Mythos, von dem wir uns längst verabschieden sollten. Dem kann man nur zustimmen. Ich esse zum Frühstück seit vierzig Jahren zwei weiche Eier. Dazu Vollkornbrot. Und lebe immer noch.

Nehls wartet mit einem 8-Punkte-Katalog auf, mit dem wir unseren Cholesterinstoffwechsel positiv beeinflussen können:

- Vollwertkost mit viel Ballaststoffen, welche Cholesterin im Darm binden.
- Niacin (= Vitamin B3), circa 14 bis 20 mg täglich. Dieses Vitamin erhöht das gute HDL.
- Kokosöl, das heißt eine mittelkettige Fettsäure, die leichter verdaulich ist als eine langkettige und den LDL/HDL-Quotienten verbessert. Also kein Maiskeimöl, sondern Olivenöl, wenn schon kein Kokosöl.
- Abends wenig essen und bis zum Frühstück am nächsten Morgen gar nichts mehr, sondern die Nacht über fasten. Beim Fasten

kommt es zur Freisetzung von Ketonen, die zur guten Hirnnahrung gehören. Muslime verlieren während des Fastenmonats Ramadan rund 12 Prozent LDL. Also heißt es: Früh zu Abend essen und bis zum Morgen fasten. Im Englischen heißt Frühstück bekanntlich breakfast, also brich das Fasten.

- Möglichst wenig Zucker, denn Zucker setzt Insulin frei und dieses hemmt die Ketogenese. Und Ketone sind die beste Energieform für unser Gehirn, das haben wir inzwischen gelernt.
- Den Milchkonsum einschränken, empfiehlt Nehls – ein Rat, den ich nicht teile, da mir die Begründung nicht einleuchtet: Nehls nennt das Milcheiweiß (Casein) »artfremd«. – Bitte? Was soll das heißen? Sind denn Fische (Fischöl, Fischeiweiß, Fischfett) oder Algen nicht auch artfremd und bekommen uns prima? – Nein, ich werde meinen Milchkonsum nicht einschränken, schon gar nicht den Verzehr von (rechtsdrehenden) Sauermilchprodukten. Ich habe diesen Punkt nur der Vollständigkeit halber erwähnt. Wenn ich auf Milch und Milchprodukte verzichte, kriege ich in kurzer Zeit Zahnweh und Haarausfall. Und greife dann zu Calciumtabletten. Sind diese natürlicher als Milch? Oder artgemäßer? Wohl nicht.
- Nehls empfiehlt – man höre und staune – täglich einen guten Tropfen! Er meint ein Achtel Rotwein pro Tag (mehr nicht!), weil dieses Quantum vor Infarkt schütze und auch vor geistigem Abbau, denn das gute HDL-Cholesterin steige dabei an. Auf das bescheidene Maß komme es allerdings an, denn dauerhaft hoher Alkoholkonsum führe zum Gegenteil, nämlich direkt zur Alzheimer-Demenz.
- Ein ganz wichtiger Rat: Vermeiden Sie Transfette. Folgt die Frage, die auch mein Apotheker nicht so richtig beantworten konnte oder wollte: Was sind Transfette? Wo und wie entstehen sie?

Hier die Antwort: Transfette entstehen durch die chemische Härtung (= Hydrierung) von Pflanzenölen, wie zum Beispiel bei der Herstellung von Margarine. Transfette entstehen aber auch beim Erhitzen von guten Pflanzenölen (130° C und höher), auch bei jenen mit einem hohen Anteil an mehrfach ungesättigten Fettsäuren, also etwa beim Braten mit Distelöl, aber leider auch mit Olivenöl. Vor allem finden sich Transfette in industriell hergestellten Backwaren, Keksen, Pommes frites, Kartoffelchips, in den Frittierfetten, im Blätterteig und in Instantsuppen.

In Österreich gibt es eine Verordnung, wonach Fette und Öle sowie Lebensmittel mit einem Fettgehalt von mehr als 20 % einen Grenzwert von 2 % Transfettsäuren nicht überschreiten dürfen. In Kalifornien sind Transfette in Restaurants seit 2010 radikal verboten. In Deutschland müssen gehärtete Fette nur den Hinweis »gehärtet« tragen. In EU-Gremien wird zurzeit eine Kennzeichnung von Transfetten diskutiert. Wie das halt so ist in der EU, da geht es offenbar zuerst um das Wohlergehen der Großkonzerne und weniger um das der Bevölkerung.

Grundsätzlich gilt: Pflanzenöle sollten nicht allzu sehr erhitzt werden. Daher empfiehlt Nehls Kokosöl zum Braten.

Noch ein wichtiger Hinweis, den wir Dr. Nehls verdanken: Bei Pflanzenölen müssen wir umdenken. Jahrelang wurden mehrfach ungesättigte Pflanzenöle als gesund angepriesen, in Wahrheit enthalten gerade sie viele Omega-6-Fettsäuren, vor denen jetzt gewarnt wird. Omega-6-Fettsäuren sind zwar notwendig, aber weit weniger als Omega-3-Fettsäuren. Im Übrigen lauten die neuen Ratschläge gemäß Internet vom 8. April 2015: Einschränken soll man die Verwendung von Rapsöl, Sojaöl, Sonnenblumenöl, Maiskeimöl und auch Distelöl.

Das sind zwar alles Öle reich an mehrfach ungesättigten Fettsäuren, aber eben auch reich an Omega-6-Fettsäuren, die wir zwar auch brauchen, aber nur in geringem Maß. Weiters gilt: Margarine ist nicht gesünder als Butter, denn Margarine ist eine Quelle für Transfette. Und Transfette erhöhen das schädliche LDL und senken das gute HDL, sie erhöhen das Risiko koronarer Erkrankungen und fördern Diabetes Typ 2. Nach Dr. Nehls verschlechtern Transfettsäuren den Alzheimerindex dramatisch, wobei Nehls nicht unterscheidet zwischen industriellen Transfetten und denen, die von Wiederkäuern produziert werden, die daher auch in Milch und Butter (in kleinen Mengen) enthalten sind. Im Gegensatz zu anderen lehnt Nehls Milchprodukte einschließlich Butter wegen des wenn auch geringen Gehalts an Transfettsäuren ab und empfiehlt Avocados als Brotaufstrich.

Ich gestehe, dass ich ein Butterbrot immer noch schätze und auch in Zukunft nicht darauf verzichten werde. Und meinen Kaffee trinke ich weiterhin mit Milch oder mit frischer Sahne. Jawohl.

Die restlichen Nehls-Empfehlungen sind die üblichen: viel Obst und Gemüse, weil Pflanzen frei sind von Cholesterin, dafür aber reich an Pflanzensterinen, welche gute Cholesterinsenker sind – falls wir solche brauchen. Außerdem: Fast alle Stoffwechselvorgänge werden durch Polyphenole (ein Pfanzenfarbstoff) beeinflusst. Diese sind reichlich enthalten in Äpfeln und roten Trauben, in Heidelbeeren, Blaubeeren, schwarzen Johannisbeeren usw. – und auch im Rotwein.

Beim Rotwein erwähnt Nehls noch eine Besonderheit: Bei der langen Fermentation des Rotweins wird aus den Schalen ein Stoff freigesetzt (Resveratrol), der viele gute biologische Eigenschaften besitzt, er verlangsamt das Altern der Zellen, schützt das Erbgut, aktiviert den Energiestoffwechsel und bremst die vaskuläre Demenz. Na bitte. Aber eben nur, wenn wir maßhalten und uns auf 1/8 l Rotwein pro Tag beschränken. Dringend warnt Nehls davor, mehr als ein Gläschen pro Tag zu trinken, weil dann der Alkohol zu oxidativem Stress führt und neurotoxisch wirkt. Im Übermaß sei Alkohol ein Nervengift und ein Wegbereiter von Alzheimer-Demenz.

Um Missverständnisse zu vermeiden: Noch bis vor Kurzem galten mehrfach ungesättigte Fette und Öle gerade als besonders gesund, jetzt wird das Gegenteil gesagt, aber nicht über alle mehrfach ungesättigten Öle und Fette wird der Stab gebrochen, zum Beispiel gilt die Omega-3-Fettsäure wie auch die Omega-6-Fettsäure als wichtig und unverzichtbar. Beide sind wichtig für die Blutgerinnung, den Stoffwechsel, das Immunsystem und das Herz-Kreislauf-System, meint Nehls. Sie stammen entweder aus pflanzlicher Nahrung oder aus Wasserlebewesen (Fisch, Meeresfrüchte, Algen – die Omega-3-Säure, von der wir viel brauchen) oder aus Fleisch und Wurst (die Omega-6-Säure, von der wir weniger brauchen). Sie werden zusammen oft Vitamin F genannt.

Die Arachidonsäure (vierfach ungesättigt aus Omega-6-Säure stammend) ist nur in tierischen Fetten enthalten: in Wurst, Fleisch, Fisch und in Molkereiprodukten (Käse, Butter, Milch), sie gilt nach wie vor als essenziell, man muss sie zuführen, wenngleich nur in geringem Maß. Nehls empfiehlt pro Woche 200 Gramm Fisch, am besten aufgeteilt in 30-Gramm-Portionen täglich. Nun ja.

Andererseits sind viele Fischarten heute erheblich kontaminiert, vor allem mit Quecksilber. Gewarnt wird deshalb vor Schillerlocken, Schwertfisch und Thunfisch. Weniger bedenklich sollen Seelachs, Hering, Makrele und Scholle sein. Algen gelten als unbelastet.

Noch einmal: Nehls lehnt Distel-, Sonnenblumen- und Maiskeimöl wegen ihres hohen Gehalts an Omega-6-Fettsäuren ab und empfiehlt statt dessen tropische Öle (Kokosöl und Palmöl), er hält vegane und auch vegetarische Ernährung für falsch, weil unnatürlich und arm an Vitamin F, während Fisch und Meeresfrüchte gerade reich an Vitamin F und daher unverzichtbar seien. Das nur der Klarheit wegen.

Noch ein Wort zum Thema Zucker. Viele meinten und meinen wohl noch immer, gerade das Gehirn sei auf Glucose, also auf Einfachzucker als primäre Energiequelle angewiesen. Das ist leider falsch.

Zwar sind die Blutgefäße, die das Gehirn versorgen, für alles, was größer ist als ein Glucosemolekül, völlig dicht (Blut-Hirn-Schranke). Glucose wird in Form von Glykogen (langkettig) gespeichert – aber nicht im Gehirn.

Zur Energieversorgung des Gehirns werden die Fettspeicher angezapft und die Fettsäuren in der Leber zerkleinert zu Ketonen oder Ketonkörpern und diese werden ins Gehirn entsandt, sofern – zumindest vorübergehend – auf Zucker verzichtet oder nachts, also von abends bis morgens das Fasten nicht unterbrochen wird. Denn dann wird kein Insulin ausgeschüttet. Und das ist wichtig, weil Insulin die Produktion von Ketonkörpern in der Leber verhindert. Stattdessen nehmen dann Fettzellen Glucose auf und verwandeln sie in Fettdepots.

Ergebnis der Überlegungen: Zucker (aber auch Honig) verhindert durch Insulin die Produktion von Ketonen, welche die eigentliche Nahrung der Gehirnzellen sind.

Erst bei Abwesenheit von Ketonen schaltet das Gehirn auf Glucose um. Nehls schließt daraus, dass während der langen Evolutionszeit des Menschen die Ketone die Hauptenergiequelle des Gehirns waren und nicht Glucose. Denn Zucker wie auch Honig sind in der Evolutionsgeschichte der Menschheit eine späte Erfindung.

Nehls' Rat: die Ketogenese nicht durch Zuckerzeug stören. Das heißt konkret, auf zuckerhaltige Getränke, Süßigkeiten und Weißmehlprodukte verzichten, vor allem abends.

In einer Sendung des SWR am 24. Januar 2015 kam ein Arzt zum Thema Diabetes zu Wort. Er stellte kurz und klar fest: Kein Mensch braucht Zucker. Basta. Und auch keinen Honig, der ja zu 80 % aus Zucker besteht.

Mehr noch: Der Arzt hielt Zucker für ein Gift ähnlich wie Alkohol und tolerierte allenfalls Fruchtzucker aus süßem Obst, obgleich auch Fruchtzucker zu Fettpolstern führen könne. Im Übrigen wies er darauf hin, dass gerade Tumorzellen Zucker lieben. Verhängnisvoll sei das antrainierte Zuckerverlangen, denn es bleibe lange erhalten. Fazit: Zucker sei ein Gesundheitsrisiko.

Fassen wir zusammen: Wenn wir etwas für unsere Gesundheit und besonders für unseren Verstand tun wollen, führt kein Weg an einer ausgewogenen Lebensweise vorbei. Das bedeutet, abends wenig essen und vorwiegend mittelkettige Fettsäuren verwenden, also tropische Öle, denn die sind leicht wasserlöslich. Nehls kommt immer wieder auf Kokosöl zurück wegen des hohen Anteils an mittelkettigen ketogenen Fettsäuren und weil Kokosöl reich ist gerade an gesättigten Fettsäuren, die hitzeresistent sind und daher ideal zum Braten, Backen und Frittieren, auch wenn sie noch vor kurzem verteufelt wurden. Fazit: Gerade gesättigte Fettsäuren sind gut, obgleich noch vor wenigen Jahren genau das Gegenteil gesagt wurde. So weit die hirngerechte Ernährung.

Neben der richtigen Ernährung gehört zur Alzheimer-Prophylaxe ein gewisses Bewegungsprogramm, da körperliche Bewegung nun einmal einen enormen positiven Effekt auf den Alzheimerindex habe, sagt Nehls. Jede Muskelbewegung senke LDL und erhöhe HDL und tue das bis ins höchste Alter. Folglich konstatiert Nehls: Turnen, Joggen, Spazierengehen, auch ein Krafttraining im Fitnessstudio oder Tanzen sind prinzipiell zu empfehlen. Denn: Körperliche Bewegung aktiviert die Neurogenese. Und zwar immer. Tanzen ganz besonders. Und das bis ins hohe Alter.

Ich werde mich nächste Woche zu einem Tanzkurs anmelden.

Letzter Gefahrenpunkt: Homocystein. Auch Homocystein ist ein Risikofaktor für Alzheimer-Demenz, denn Homocystein ist ein gefährliches Stoffwechsel-Zwischenprodukt. Es schädigt die Blutgefäße (fördert die vaskuläre Demenz) und die Nervenzellen und fördert so die Alzheimer-Demenz. Ist also ein doppeltes Demenz-Risiko. Ursache ist – man höre! – ein Mangel an den Vitaminen B6, B12 und Folsäure.

Ein Mangel an nur einem dieser drei B-Vitamine reiche aus, um den Abbau von Homocystein zu verlangsamen oder zu verhindern, meint Nehls. Ich habe zu diesem Thema meine eigene Meinung, denn ich frage mich, weshalb denn nur drei der acht B-Vitamine wichtig sein sollen, obgleich doch alle acht B-Vitamine interdependent sind, also voneinander abhängen und einander beeinflussen. Und obendrein ist damit überhaupt noch nichts gesagt über die Probleme bei der Resorption der B-Vitamine im Darm. Davon später mehr.

In einer Langzeitstudie in Baltimore zeigte sich, dass nur halb so viele ältere Teilnehmer an Alzheimer erkrankten, wenn sie 400 Mikrogramm Folsäure täglich zu sich nahmen, das entspricht etwa 100 Gramm Weizenkeimen. Weil aber Folsäure in fast allen Blattgemüsen enthalten ist, reiche es aus, Gemüse und Blattsalate auf den Speisezettel zu setzen, meint Nehls. Einen Mangel an B6 hält er für selten, weil Vitamin B6 in fast allen Speisen vorkomme, während B12 wie erwähnt nur in tierischen Nahrungsmitteln enthalten ist, weshalb vegane Ernährung allein deswegen nicht zu empfehlen sei.

Richtig, aber das Problem der Aufnahme im Darm wird noch immer ausgeklammert.

Und es werden immer nur drei Vitamine empfohlen, die zur Klasse der B-Vitamine gehören. Was den Gehalt an B-Vitaminen in unserer gewöhnlichen Ernährung betrifft, bin ich anderer Meinung als Dr. Nehls. Und was deren Resorption im Darm betrifft, erst recht. Wie gesagt.

Klären wir noch die Frage: Was sollen wir trinken? – Natürlich vor allem Wasser, zum Beispiel Leitungswasser, denn dieses ist als meist kontrolliertes Lebensmittel empfehlenswert, ein oder eineinhalb Liter pro Tag sollten es schon sein, außerdem ist zu empfehlen Mineralwasser und – nach Nehls – auch grüner Tee, denn der schütze vor Alzheimer. Und zwar aus folgendem Grund: Grüner Tee neutralisiere die toxischen Sauerstoffradikalen und bremse die Entstehung von Beta-Amyloid-Plaques. Nehls scheut sich nicht, den grünen Tee ein Wundermittel zu nennen. Nicht ganz so günstig, aber immer noch empfehlenswert seien Schwarztee und Kaffee, da auch sie das Alzheimer-Toxin abbauen, vorausgesetzt Schwarztee und Kaffee wurden biologisch angebaut und sind nicht pestizidbelastet. Gleiches gilt für den Tee Oolong.

Ich bevorzuge das türkische Getränk Ayran, eine Mischung aus Milch und kohlensäurehaltigem Mineralwasser. Außerdem trinke ich Kräutertee und genehmige mir hin und wieder 0,3 l Bier. Oder das Nehl'sche Achtel Rotwein. Entweder – oder. Nie beides an einem Abend. Und Alkohol nur nach Sonnenuntergang. Ein Rat, den mir vor Jahren der Schriftsteller Martin Walser gab.

Inzwischen hat man erkannt, dass auch Gewürze neuro-protektiv wirken können, zum Beispiel Zimt, Ingwer, Kurkuma, ebenso der gelbe Farbstoff im Curry und im Senf. Auch Chili gehört zu den bioaktiven Naturstoffen und verträgt sich gut mit Fisch, diesen gebraten in Kokosöl, wie Nehls immer empfiehlt. Alles dies wirke sich direkt oder indirekt positiv auf die hippocampale Neurogenese im Gyrus dentatus aus, also dort, wo die Alzheimer-Demenz ihren Anfang nimmt. Nehls sagt kurz und knapp: Die Alzheimer-entstehung ist verhaltensbedingt. Soll heißen, sie ist nicht genetisch vorprogrammiert.

Das ist alles richtig gesehen. Enttäuschend ist nur, dass auch Dr. Nehls die in meinen Augen wichtigste aller Fragen nicht stellt: die Frage nach der Steuerung des Hirnstoffwechsels.

Diese Frage taucht nie und nirgends auf, auch nicht bei anderen Autoren, schon gar nicht im Zusammenhang mit der Frage der Entstehung der Alzheimer-Demenz, so als sei der Stoffwechsel des Gehirns Nebensache. Dabei ist der Stoffwechsel des Gehirns und dessen Steuerung gerade die Hauptsache.

Dr. Nehls vergisst nicht, auf die Wichtigkeit von Vitamin A und Zink (in Kürbiskernen, Linsen und Haferflocken) hinzuweisen und immer wieder auf Folsäure und Thiamin (Vitamin B1) zur Unterstützung der Neurogenese neben B6 und B12 aufmerksam zu machen. Das sind vier der acht B-Vitamine, es fehlen immer noch die anderen vier: B2, Biotin, Niacin und Pantothen. Der gesamte Vitamin-B-Komplex als der alles entscheidende Steuerungsfaktor des Hirnstoffwechsels taucht bei Nehls so wenig auf wie bei den anderen, die sich mit der Alzheimer-Demenz beschäftigen.

Es ist verdienstvoll, wenn Nehls auf alle möglichen Gifte in unserer Nahrung hinweist. Er warnt vor der Verwendung von Aluminium (etwa beim Grillen), er warnt vor gepökelten Wurst- und Fleischwaren, er warnt vor Nitrit und den Nitrosaminen, er warnt vor der Pestizid-Belastung von Obst und Gemüse. Er durchschaut im Wesentlichen den Prozess der Alzheimer-Entstehung, aber auch er erkennt nicht deren Grundbedingung. Er erkennt nicht deren Grundvoraussetzung. Er erkennt nicht das Grundproblem, nämlich das Problem der Stoffwechselsteuerung im Gehirn.

Darum wollen wir uns allmählich diesem Problem widmen.

3. Die Grundfrage

Wer oder was steuert den Stoffwechsel im Gehirn?

Jeder weiß, die Alzheimer-Demenz ist eine Erkrankung des Gehirns. Fast alle wissen, es ist eine Erkrankung des Stoffwechsels im Gehirn. Oder wie es immer heißt: Eine Frage des Metabolismus im Gehirn. So weit gut.

Aber keiner fragt, wer oder was diesen Metabolismus genannten Stoffwechsel steuert. Oder was geschehen muss, damit dieser Metabolismus entgleist. Oder sagen wir bescheidener, was muss geschehen, damit dieser Metabolismus nicht mehr richtig funktioniert. Oder was muss sein, damit er richtig funktioniert.

Dr. Nehls meint, wenn wir an Alzheimer-Demenz erkranken, habe das ausschließlich mit unserer Lebensweise zu tun: mit unserer Ernährung und mit unseren körperlichen Aktionen, nicht mit unserem genetischen Programm. Richtig.

Die Krankheit habe immer mit unseren Versäumnissen zu tun, mit den Versäumnissen im Essen und im Trinken und mit den Versäumnissen unserem Körper gegenüber, sowohl was Ruhe und Erholung als auch was die körperlichen Belastungen oder Herausforderungen betrifft. Denn diese wirken immer auf den Stoffwechsel zurück, auch und gerade auf den Stoffwechsel im Gehirn. Alles richtig.

Und so weit gut.

Wenn aber die Alzheimer-Demenz erheblich mit unserem Stoffwechsel im Gehirn zu tun hat oder überhaupt nur oder vorwiegend eine Stoffwechselfrage im Gehirn ist, dann erhebt sich doch die Frage: Wer oder was diesen Stoffwechsel eigentlich steuert. Wer oder was ihn bestimmt. Oder wer oder was Einfluss auf diesen Stoffwechsel hat oder nimmt. Oder anders gefragt: Wie sehen die Steuerungselemente dieses Stoffwechsels aus?

Seltsamerweise taucht diese Frage nie und nirgends auf. Nicht in dieser Klarheit. Auch nicht im Alzheimerbuch des klugen Dr. Nehls. Deshalb wollen wir es hier tun. Wir wollen wissen, was es mit den Steuerungselementen des Gehirnstoffwechsels auf sich hat. Wer oder was diesen Stoffwechsel steuert und unter welchen Bedingungen eventuell auch nicht steuert. Oder nicht richtig steuert. Und was geschieht dann? Was geschieht, wenn die Steuerung versagt? Und weshalb versagt sie, wenn sie versagt?

Das wollen wir wissen. Nicht bloß aus purer Neugier – obgleich auch das legitim wäre –, sondern um Gegenmaßnahmen zu treffen. Um die Steuerung eventuell wieder in Gang zu bringen.

In meinem alten Lexikon Herder heißt es: Vitamine sind organische Substanzen, die für den Ablauf des normalen Stoffwechsels unentbehrlich sind. Und damit auch für den Stoffwechsel im Gehirn. Logisch.

Vitamine sind Wirkstoffe zur Steuerung bestimmter organischer Prozesse, heißt es im Wörterbuch *Wahrig*. Also auch für die organischen Prozesse im Gehirn.

Das ist nicht schwer zu verstehen.

Anders gesagt: Alzheimer-Demenz ist zwar eine krankhafte Veränderung des Nervensystems im Gehirn, aber diese krankhafte Veränderung im Nervensystem des Gehirns entsteht nicht grundlos, ihr liegt ein krankhafter Stoffwechsel zugrunde. Wie kommt dieser krankhafte Stoffwechsel zustande?

Wir erinnern uns: Das gesamte Nervengewebe und die Oberhaut sind ektodermalen Ursprungs. Unser Nervensystem und die Oberhaut (nur diese, nicht die beiden unteren Hautschichten!) entstammen dem embryonalen Ektoderm, dem äußeren der drei embryonalen Keimblätter.

Und nun die wichtige Erkenntnis: Ektodermale Gewebe unterliegen in ihrem Stoffwechsel den Wirkungen der B-Vitamine.

Ohne B-Vitamine kann der Stoffwechsel in den ektodermalen Geweben, also auch im Gehirn, nicht ordnungsgemäß ablaufen. Und der Beweis? – Meine drei bereits erwähnten internistischen Lehrbücher. Sie beweisen das. Wir werden sehen.

Zuvor noch die Frage: Fragen sich etablierte Mediziner denn nie, was ektodermale Gewebe sind? Und was diese mit Vitaminen zu tun haben? Und mit welchen?

Und haben etablierte Mediziner sich nie mit Saponinen und Sapotoxinen auseinandergesetzt? Oder mit dem Problem der Resorption der Vitamine im Darm? Wissen Sie nichts von Vitamin-Antagonisten? Zum Beispiel von Sulfonamiden und Antibiotika? Beherrschen etablierte Mediziner nicht die Entwicklungsgeschichte des Menschen in einem doppelten Sinn: als embryonale Entwicklungsgeschichte von drei Keimblättern? Und als Entwicklungsphänomen des Primaten in der ostafrikanischen Savanne?

Offiziell heißt es: Die Alzheimer-Demenz beginnt im Gehirn, genauer in der Hirnrinde. Im Cortex. Oder im limbischen System. Im Hippocampus. – Man könnte genauso gut sagen: Alzheimer-Demenz beginnt im Darm. O ja. Früher sagten die Leute: Der Tod sitzt im Darm. Man könnte heute sagen: Auch die Demenz sitzt im Darm. Oder: Der Tod des Gehirns sitzt im Darm. Oder: Die Alzheimer-Demenz beginnt im Darm. Sie beginnt mit einer mangelhaften Darmflora. Und wird gefördert durch eine Unterversorgung mit Co-Enzymen – und das sind unter anderem und vor allem die acht Vitamine der B-Gruppe. Und die Demenz wird obendrein gefördert durch ein Übermaß an Kohlenhydraten, zu deren Verstoffwechselung wiederum die B-Vitamine nötig sind.

Fragen an die Medizinerzunft: Wie ist es zu erklären, dass etablierte Mediziner bis heute nicht auf die Idee gekommen sind, die Alzheimer-Demenz prinzipiell als Enzymopathie zu betrachten, als Mangelkrankheit, wie sie auch Dr. Nehls konstatiert? Aber Nehls beschränkt sich auf drei oder vier der acht B-Viamine und sieht in deren Resorption im Darm überhaupt kein Problem, was es aber ist. Und zwar ein ganz gewaltiges Problem.

Fragen sich etablierte Mediziner nie, ob Alzheimer-Demenz, falls sie zu den Enzymopathien gehört, mit Enzymen (gleich Vitaminen) zu kurieren wäre und mit Hilfe jener Darmbakterien, welche die Darmflora zu einem erheblichen Teil mitkonstituieren, nämlich den rechtsdrehenden Milchsäurebakterien, die unverzichtbar sind für die Resorption der B-Vitamine im Darm?

Nebenbei: Sie wissen doch, was rechtsdrehend im Zusammenhang mit Milchsäurebakterien bedeutet? Es bedeutet nicht, die Milch rechtsherum oder linksherum zu rühren (zu »drehen«). Nein, damit hat rechtsdrehend überhaupt nichts zu tun, sondern damit, dass es Stoffe in der Natur gibt, die eine optische Aktivität besitzen dergestalt, dass sie die Schwingungsebene des Lichts abdrehen von ihrer natürlichen Richtung, nämlich entweder nach rechts oder nach links. Unsere Darmbakterien sind so organisiert, dass sie die Schwingungsebene des (polarisierten) Lichts von sich aus nach rechts »drehen«, deswegen sind rechtsdrehende Milchprodukte gut, weil harmonisch zu unserer Darmflora, während linksdrehend falsch und unphysiologisch ist, weil nicht harmonisch mit unserer Darmflora. Diese Weisheit habe ich von einem Wissenschaftler, der Anfang der 1950er-Jahre an der TH Stuttgart seine Doktorarbeit darüber schrieb.

Ende der Abschweifung.

Wir sagen: Die Krankheit Alzheimer beginnt im Darm und wirkt sich im Gehirn aus.

Ganz simpel. Das ist so, weil und sofern die Stoffwechselzentrale Darm der Nervenzentrale Gehirn nicht das liefert, was das Gehirn für seinen Stoffwechsel braucht, nämlich ganz bestimmte Co-Enzyme. Bei diesen Co-Enzymen handelt es sich vor allem um die acht B-Vitamine, wie bereits erwähnt, aber man kann es nicht oft genug sagen.

Daher noch einmal als Merksatz: Der Hirnstoffwechsel braucht neben allem anderen insbesondere die acht B-Vitamine, denn diese sind nun einmal unverzichtbar als Co-Enzyme des Gehirnstoffwechsels.

Es ist doch ganz einfach: Ein Mangel an diesen Co-Enzymen im Gehirnstoffwechsel muss zu einem mangelhaften Gehirnstoffwechsel führen und damit zur zunehmenden (progredienten) Aushungerung des Gehirns, also zur Hirnatrophie. Hirnatrophie ist somit nur ein anderes Wort für Demenz. Denn der mangelhafte Gehirnstoffwechsel führt zur Hirnaushungerung und gleichzeitig zu Müllablagerungen im Gehirn, zu den Plaques. Und diese sind mitverantwortlich für die Demenz, wenn auch nicht allein. Hinzu kommt zum Beispiel noch Glutamat – eigentlich ein Botenstoff für die Nerven, aber im Übermaß wirkt Glutamat eben neurotoxisch, das heißt giftig für die Nerven, sagt Dr. Nehls.

Ebenso schlecht wirkt sich Schlafmangel aus. Denn Schlafmangel führt zu einer Überreizung der Synapsen, was zu einer Überproduktion von Beta-Amyloid führt, woraus eine Verklebung der Amyloide resultiert, und diese Verklebungen (genannt oligomere Peptide) sind nach Nehls das eigentliche Alzheimertoxin. Dieses Toxin zerstört die Synapsen im Hippocampus und breitet sich nach und nach wie in einer Kettenreaktion im ganzen Gehirn aus.

Auf eine Besonderheit soll noch einmal hingewiesen werden: Nehls unterscheidet zwischen guten und schlechten Beta-Amyloiden, je nachdem ob sie einzeln oder verklebt vorkommen, wobei nur das verklebte Amyloid neurotoxisch, also schädlich ist. An B-Vitamine denkt Nehls nur eingeschränkt. Auch von Co-Enzymen ist bei ihm nicht die Rede. Den Begriff Co-Enzyme habe ich bei allen Schriften, die ich durchstudiert habe, vergeblich gesucht.

Die Pharmaindustrie versucht, die Entstehung des Neurotoxins (als verklebtes Amyloid) medikamentös zu verhindern oder zu bekämpfen, was kaum gelingen kann, sagt Nehls, denn damit würde zugleich auch das »gute« nämlich einfache Beta-Amyloid zerstört. Und das gute Beta-Amyloid schützt ja nicht nur die Synapsen im Hippocampus, sondern das Gehirn vor Infektionen, sagt Nehls. Es ist also nicht gut, jedes Beta-Amyloid bekämpfen zu wollen. Das aber scheint gerade das Ziel der von der Pharmaindustrie angebotenen Demenzmedikamente zu sein.

Wir haben gesehen, der Hippocampus ist das Organ unserer zeitlichen und örtlichen Orientierung. Mit bildgebenden Verfahren konnte man feststellen, dass sich bei Taxifahrern, die ja ein besonders gutes Ortsgedächtnis brauchen, im Lauf der Zeit der hintere Teil des Hippocampus vergrößert. Das heißt, dass unsere

Hirn-Neurone nicht ein für alle Mal vorhanden sind, sondern sich verändern können, dass sie sich vergrößern und auch regenerieren können. Aber eben auch das Gegenteil können sie tun: Sie können zerfallen.

Der Hippocampus entwickelte sich im Lauf der Evolution vom reinen Orts- und Zeitgedächtnis zum »Tor für unsere persönlichen Erinnerungen« (Nehls). Aber weil der Hippocampus das Organ unserer Orts- und Zeitorientierung ist, ist es kein Wunder, wenn ein frühes Zeichen von Demenz darin besteht, dass sowohl die zeitliche wie die räumliche Orientierung beeinträchtigt sind – neben dem abnehmenden Geruchssinn. Hinzu kommt: Die Kapazität des Hippocampus ist begrenzt. Irgendwann sind die Speicher voll – und dann?

Die Natur ist bekanntlich erfinderisch, wenn es darum geht, Leben zu erhalten.

So entlastet sie den zur Orientierung für uns absolut lebenswichtigen Hippocamus, indem sie ihn als Zwischenspeicher benutzt und die langfristigen Erinnerungen auslagert vom (alten) Archicortex zum entwicklungsgeschichtlich jüngeren Neocortex. Außerdem hat die Natur auch den Archicortex begabt mit lebenslanger Neurogenese, also mit der Fähigkeit der ständigen Nervenzellneubildung. Eine Entdeckung, die erst seit den 1980er-Jahren als unbestritten gilt.

Aber all das setzt einen geordneten Hirnstoffwechsel voraus.

Und der geordnete Hirnstoffwechsel setzt eine geordnete Steuerung voraus.

Und die geordnete Steuerung setzt gewisse Steuerungselemente voraus.

Und die sind?

Es sind die acht B-Vitamine als Co-Enzyme.

Unbestritten ist, dass die Neurogenese im Hippocampus genau dort stattfindet, wo der Alzheimerprozess beginnt. Er beginnt damit, dass statt der Nervenneubildung ein Nervenzelluntergang stattfindet, eine Degeneration statt einer Regeneration.

Unter Forschern gilt inzwischen, dass immer zwei Prozent der Hippocampusnervenzellen jährlich neu gebildet werden. Auch noch nach dem fünfzigsten Lebensjahr, womöglich lebenslang. Sofern die Steuerung stimmt.

Erinnern wir uns an Dr. Alzheimers verblödete Patientin Auguste. Dr. Alzheimer stellte bei Auguste nicht nur einen massiven Hirnschwund fest, sondern zugleich eine Menge Ablagerungen, die heute als Beta-Amyloid-Plaques bekannt sind. Bei Alzheimer-Demenz schrumpft das Hirngewebe und zwar in der grauen Substanz (also was die Hirnrinde und die weiter innen liegenden Hirnkerne betrifft), aber es schrumpft auch die weiße Substanz dazwischen, sagt Nehls, was inzwischen bestätigt wird von einem Forscher in Kalifornien namens Bartzokis, der ohnehin nicht die Amyloid-Ablagerungen für maßgeblich demenzauslösend hält, sondern die dünner werdende Myelinschicht um die Nervenfasern herum, was zu immer schlechteren Signalleistungen führe.

Doch wie dem auch sei, Dr. Bartzokis hat einen einfachen Rat zur Vermeidung einer Demenz parat, der sich in zwei Worte fassen lässt: Sport und Fisch. Soll heißen: Treiben Sie viel Sport und essen Sie viel Fisch oder verwenden Sie Fischöle. Dem kann man nur zustimmen, denn Fischöle enthalten viele Vitamine, auch die der B-Gruppe.

Die Beta-Amyloid.-Plaques im Gehirn der Alzheimerkranken sitzen in der Nähe der Schaltstellen (Synapsen), also außerhalb der Nervenzellen. Sie entstehen, wenn Beta-Amyloid-Peptide miteinander verkleben. Nehls sagt, ein Peptid ist ein kleines Protein, Amyloid heißt verklebt oder kleisterähnlich.

Dass sich auch faserartige Ablagerungen (Fibrillen) in den Neuronen herumtreiben, sei nur der Vollständigkeit halber erwähnt. Die Anwesenheit der Fibrillen kündigt den nahen Zelltod der Nerven an, sagt Nehls. Diese Plaques und die Fibrillen gelten zusammen als das sicherste Zeichen einer Alzheimer-Demenz.

Wir erinnern uns: Die Krankheit Alzheimer-Demenz beginnt mit einer Hirnrindenatrophie. Wir fragen: Wie kommt es zu dieser Atrophie? Wie kommt es dazu, dass unsere Hirnrinde einen Mangel erleidet? Einen Mangel woran genau?

Wir haben uns gemerkt: Bei der Alzheimer-Demenz kommt es zur Atrophie (= Schrumpfung) des Gehirns wegen eines mangelhaften Metabolismus. Der mangelhafte Metabolismus (der mangelhafte Stoffwechsel) hat ganz bestimmte Ursachen.

Frage: Könnte es sein, dass die erwähnte verminderte Acetylcholinsynthese zur Hirnrindenatrophie führt? weil die verminderte Acetylcholinsynthese zu metabolischen Störungen führt und deshalb zur Hirnrindenatrophie? Oder ist es umgekehrt so: Führen die metabolischen Störungen zur verminderten Acetylcholinsynthese und diese zur Hirnrindenatrophie etc.? Oder wie sonst kommt es zu einer verminderten Acetylcholin-Synthese? Und dadurch zur Hirnrindenatrophie? – Wie kommt das? Wodurch? Oder was kommt hier von was?

Fragen wir anders: Kommt es zur verminderten Acetylcholinsynthese dank der metabolischen Störungen? Und falls ja, woher kommen diese metabolischen Störungen oder wodurch? Sie kommen ja nicht von nichts. Sie haben ganz bestimmte Ursachen oder eine bestimmte Ursache. Nur welche? Das ist die Frage.

Wir halten fest: Alzheimer-Demenz ist die Degeneration der Großhirnrinde plus progredienter (fortschreitender) Hirnatrophie. Hirnatrophie gleich Hirnschrumpfung. Und diese dank mangelhaftem Hirnmetabolismus.

Also immer wieder: Mangelhafter Metabolismus. Davon kommen wir nicht los.

Und denken uns die metabolischen Störungen immer zusammen mit der verminderten Acetylcholinsynthese. Was kommt hier wovon?

Kommen die metabolischen Störungen von der verminderten Acetylcholinsynthese oder kommt die verminderte Acetylcholinsynthese durch die metabolischen Störungen?

Atrophie übersetzt mein Lexikon Herder so: mangelhafte Ernährung.

In der Medizin bedeutet Atrophie so viel wie Schwund oder Abnahme, so bei Krebs oder bei einzelnen Muskelgruppen durch Untätigkeit. Pschyrembel 1977 übersetzt Atrophie anders: Abmagerung als Folge von Ernährungsstörungen.

Pschyrembel 1994 übersetzt: Atrophie gleich Ernährungsmangel, Rückbildung eines Organs oder Gewebes mit Verkleinerung der Zellen oder Abnahme der Zellen.

Erinnern wir uns: Alzheimer-Demenz wird auch definiert als Degeneration der Hirnrinde. Degeneration übersetzt mein Lexikon Herder mit Entartung, Zerfall, Rückbildung. Folglich könnte man Alzheimer-Demenz auch definieren als fortschreitende Rückbildung der Hirnrinde dank Mangelernährung derselben.

Folgt die Frage: Wie kommt diese Mangelernährung zustande? Wer oder was ist schuld an dieser Mangelernährung? Oder fragen wir andersherum: Wie kommt überhaupt die Ernährung der Hirnrinde zustande? Wie kommt ihr Stoffwechsel zustande? Ihr sogenannter Metabolismus? – Ach, schon wieder Metabolismus!

Die bei der Alzheimer-Demenz festgestellten Plaques sind Eiweißablagerungen (Amyloidablagerungen) im Gehirn oder in der Hirnrinde, die nicht sein sollen.

Aber wir wissen nicht, wie und wodurch diese krankhaften Eiweißablagerungen entstehen. Auch wenn es Forscher gibt, die von diesen Ablagerungen nicht viel halten. Sie sind nun einmal nicht in Ordnung und verlangen eine Erklärung.

Bisher fragten die Mediziner immer nur, wie man die Plaques wieder abtragen könnte. Oder wie man ihre Entstehung verzögern könnte.

Wir fragen: Wie kann man sie verhindern?

Denn angeblich sind es diese Ablagerungen, die zur Hirnrindenatrophie, das heißt zur Mangelernährung des Gehirns und damit zur Hirnschrumpfung führen. Obgleich diese Annahme neuerdings schon wieder in Frage gestellt wird.

Vielleicht ist es so, dass die Atrophie, also die Mangelernährung, erst zu den Ablagerungen, genannt Plaques, führt und nicht die Plaques zur Mangelernährung.

Pschyrembel 1994 zum Thema Demenz: Die morphologischen Veränderungen treten auch während des normalen Alterungsprozesses auf. Biochemisch ist u. a. eine Störung des kortikalen cholinergen

Systems mit einer Verminderung der Cholinacetyltransferase und einer verminderten Acetylcholinsynthese nachweisbar. Ursache unklar.

Diese verminderte Acetylcholinsynthese ist uns bekannt, nur nicht ihre Ursache.

Diskutiert werden genetische oder metabolische Störungen. Mal wieder. Da haben wir sie wieder, die metabolischen Störungen. Denn genetische Faktoren werden in der Alzheimer-Diskussion längst abgelehnt.

Wir haben verstanden: Metabolismus ist ein anderes Wort für Stoffwechsel. Diskutiert werden Stoffwechselstörungen im Gehirn. Fragen wir: Wie sind diese Stoffwechselstörungen verknüpft mit der verminderten Acetylcholinsynthese? Sind sie verknüpft?

Acetylcholin scheint ein Schlüsselwort zu sein, ebenso die verminderte Acetylcholinsynthese.

Frage: Was ist Acetylcholin? Und was ist Cholin?

Lexikon Herder: Cholin ist ein wichtiger Bestandteil des Lezithins, wirkt blutdrucksenkend und arbeitet der Fettablagerung in der Leber entgegen.

Lezithin ist ein wichtiger Vertreter der fettähnlichen Lipoide, bei dem die Phosphorsäure mit Cholin und Glyzerin verestert ist. Lezithin findet sich in tierischen und pflanzlichen Geweben und im Blut [...]. – Nein, das hilft uns nicht weiter.

Pschyrembel 1977: Cholin ist Trimethyl-hydroxyäthyl-ammoniumhydroxyd, wird mit der Nahrung aufgenommen, Bedarf 2-3 g täglich, hat diverse Aufgaben. Zum Beispiel: Lezithinbildung in der Leber, bei Ausfall kommt es zur Verfettung der Leber, da die Fettsäuren nicht abgebaut werden [...]. – Hilft auch nicht weiter.

Pschyrembel 1994: Cholin = Trimethylhydroxyäthyl... usw. hydroxyd, quartäres Ammoniumsalz [...] – Nein, hilft gar nichts. – [...] Cholin ist in der Nahrung enthalten und hat im Organismus die Funktion eines Methylgruppen-donators (-gebers). – Na und?

Cholinmangel führt zur Fettleber, weil Fettsäuren nicht abgebaut werden können. Müssen wir das wissen? Wir wollen den Metabolismus im Gehirn verstehen und zwar fundamental verstehen, deshalb die schwierigen Fragen.

Wir merken uns nur: Cholin ist in der Nahrung enthalten. Und was ist cholinerg?

Cholinerg heißt: mit Cholin arbeiten (griechisch ergein = tun, ergon = die Tat).

Eine cholinerge Nervenfaser überträgt die Erregung durch Acetylcholin auf die Muskeln (Herder). – Aha: Acetylcholin überträgt eine Erregung.

Wir erinnern uns an den Schulunterricht: Es gibt 12 Paar Gehirnnerven. Sie entspringen dem Hirnstamm (oder Stammhirn) und der Medulla oblongata (dem verlängerten Rückenmark).

Weil es einfach einmal sein muss, seien die Gehirnnerven ein einziges Mal genannt (auf Deutsch): Riechnerv, Sehnerv, Augenbewegungsnerv, Augenrollnerv, Empfindungsnerv des Gesichts (Trigeminus), Auswärtswender der Augen, Gesichtsbewegungsnerv (Facialis), Gleichgewichts- und Hörnerv (Stato-acusticus), Schlundnerv, Nervus vagus (umherschweifender), Beinnerv, Zungennerv.

Das wär's. Der Riechnerv kommt an erster Stelle. Das haben wir uns halb gedacht. Entwicklungsgeschichtlich kam das Riechen vor dem Denken.

Nochmal: Cholinerge Fasern sind alle Nervenfasern, bei denen die Erregungsübertragung durch Acetylcholin erfolgt. Gibt es Nervenfasern, die ohne Acetylcholin auskommen? – Steht nirgends. Ist das wichtig?

Wir haben begriffen: Acetylcholin überträgt die Erregung von Nervenfasern, die cholinerg sind, auf die Muskulatur.

Welche Nervenfasern sind cholinerg? Fast alle Fasern des Parasympathikus und einige Fasern des Sympathikus und auch motorische Fasern (Pschyrembel 1977) – sie sind alle cholinerg, denn sie arbeiten alle mit Cholin. – Ist das wichtig?

Cholinesterase ist ein Enzym, das Acetylcholin abbaut, indem es Acetylcholin spaltet in Acetat und Cholin. Cholinesterase ist im Blut, in der Bauchspeicheldrüse, im Gehirn, in den Nerven und in den Erythrozyten (Pschy 77).

Also: Das Acetylcholin spaltende Enzym Cholinesterase ist ein Naturprodukt und kommt im Gehirn selber vor, das Enzym ist jedoch hemmbar durch Cholinesterase-Hemmer. Durch einen Hemmer kann der Spalter gehemmt werden. Wozu soll das gut sein?

Man könnte meinen: Das Acetylcholin-spaltende Enzym Cholinesterase im Gehirn sei der eigentliche Bösewicht, denn es spaltet ja das gute Acetylcholin und löst so die Alzheimer-Demenz aus. Oder etwa nicht? Falls ja, wäre es logisch, dass dieser Übeltäter ausgebremst wird durch einen Cholinesterase-Hemmer. Das kann man tun. Man kann die spaltende Cholinesterase hemmen und damit unwirksam machen. Dafür gibt es Medikamente: Cholinesterase-Hemmer. Das sind Pharmaka, die durch Hemmung des (spaltenden) Enzyms Cholinesterase eine verlängerte Acetylcholinwirkung hervorrufen (Pschy 77). Die Cholinesterase-Hemmer verhindem also den – naturgewollten – Abbau des Acetylcholins. Und das soll gut sein? Das soll helfen? So einfach ist das nicht.

Wird der naturgewollte Abbau des Acetylcholins durch Cholinesterase-Hemmer verhindert und dadurch die Acetylcholinwirkung verlängert, kommt es nicht nur zu einer starken Pupillenverengung (wie nach einer Sympathikuslähmung). Die verhinderte (naturgewollte) Spaltung verhindert damit zugleich die Neu-Entstehung von Acetat und Cholin – obgleich doch Acetat zu den Ketonen gehört und diese der wichtigste Energielieferant für das Gehirn sind. Cholin hingegen dient als Ausgangsstoff für die laufende Neubildung von Acetylcholin. Wozu also die Cholinesterase hemmen? Diese Hemmerei der spaltenden Cholinesterase kann nicht die Lösung des Problems sein. Aber diese Hemmer werden verordnet.

Nein, es kommt nicht darauf an, das »alte« Acetylcholin dauernd zu erhalten, indem seine Spaltung verhindert wird – sondern im Gegenteil sollte dafür gesorgt werden, dass laufend neues Acetylcholin entsteht, und eben dieses geschieht mithilfe eines funktionierenden Gehirn-Metabolismus.

Überdosierungserscheinungen sind dann: Übelkeit, Speichelfluss, Pupillenenge, Bauchkrämpfe, Diarrhö, Muskelkrämpfe, Muskelschwäche etc. – alles nicht sehr schön. Was hat das mit einer Alzheimer-Demenzhilfe zu tun? Zum Beispiel gegen die Erstsymptome wie Gedächtnisstörungen, Wortfindungsstörungen, Orientierungsmangel in Raum und Zeit?

Fest steht: Im weiteren Verlauf bewirken die Hemmer Unruhe und Akathisie (Unvermögen, ruhig zu sitzen), sie bewirken Trippelschritte, Orientierungsstörungen, Aphasie (Sprachstörung), Agnosie (Hörstummheit, Worttaubheit), Apraxie (Unfähigkeit, Gegenstände sinnvoll zu verwenden), auch Depressionen etc. – Und das soll eine Hilfe sein? Diese Hemmer verstärken ja die Symptome der Krankheit, statt sie zu mildern. Und verhindern den Energielieferanten Keton.

In der Computertomografie kann man eine Hirnrindenatrophie sehen. Hirnrindenatrophie heißt so viel wie Schrumpfung der Hirnrinde oder Mangelernährung der Hirnrinde und dadurch Schrumpfung derselben.

Wir fragen: Woher kommt die Mangelernährung der Hirnrinde? Und wie schafft man sie ab? Oder wie vermeidet man sie? Wenn Demenz eine Erscheinungsform von Hirnrindenatrophie ist, wollen wir sie abschaffen oder überhaupt vermeiden.

Machen wir uns noch einmal klar: Die Alzheimer'sche Krankheit ist die nach Alzheimer benannte Verblödung mit Aphasie (Sprachstörung), Logoklonie (Wortbildungsstörung) und Apraxie (Unfähigkeit, Gegenstände sinnvoll zu verwenden).

Ich möchte wissen, was im Gehirn und im Nervensystem der Alzheimerkranken geschieht jenseits von Aphasie, Apraxie und Logoklonie oder vielmehr vor alledem.

Die Frage ist doch nicht, wie Aphasie, Apraxie etc. und die Logoklonie bekämpft werden können, sondern wie sie vermieden werden können.

Es muss doch darum gehen, diese krankhaften Ablagerungen, genannt Plaques und Fibrillen, nicht nur wieder abzutragen, sondern sie von vornherein zu vermeiden. Die Frage muss am Beginn der Krankheit ansetzen. Oder noch davor. Noch weit davor.

Im November 2014 ging eine Meldung durch die Presse, wonach es mit Hilfe eines neuen Verfahrens gelinge, die schädlichen Ablagerungen im Gehirn lebender Patienten zu erkennen; zwar noch immer nicht im Schnelltest, aber ein großer Schritt in Richtung Frühdiagnose sei damit getan. Bisher beruhte die Alzheimerdiagnostik auf einer Beurteilung der Symptome in der bildgebenden Kernspintomographie (MRT) und der Untersuchung des Nervenwassers. Nun also soll die Diagnose einfacher werden. Aber was hilft das, wenn es letztlich nur darum geht, eine Demenz zu verzögern, nicht aber sie prinzipiell zu vermeiden.

Wir aber wollen wissen, wie eine Alzheimer-Demenz prinzipiell zu vermeiden ist.

Die beiden wichtigsten Stichwörter sind schon gefallen: Atrophie und metabolische Störungen. Die gilt es zu vermeiden. Gelingt das, dann wird die Alzheimer-Demenz vermieden. Das wollen wir festhalten: Ohne metabolische Störungen und ohne Atrophie der Gehirnzellen gibt es keine Alzheimer-Demenz.

Frage: Wie können wir die metabolischen Störungen vermeiden? Und wird dann auch die Atrophie vermieden. Und wenn die Atrophie vermieden wird, wird dann auch die Alzheimer-Demenz vermieden? Das wäre doch wohl nichts als logisch!

Nochmal: Wie vermeidet man die metabolischen Störungen? Und wie hängen diese mit der Atrophie zusammen? Sind denn nicht Stoffwechselstörungen immer gleichbedeutend mit Mangelernährung? Aushungerung? Verkümmerung?

Klar ist: Es handelt sich bei der Alzheimer-Demenz um eine Atrophie der Gehirnzellen in der Hirnrinde als Teil des Zentralnervensystems.

Es geht um einen Verhungerungsvorgang im Gehirn. Und dadurch um Schrumpfung oder Abbau oder Rückbau von Gehirnzellen.

Sagen wir so: Alzheimer-Demenz ist die Folge einer Mangelernährung des Gehirns.

Und wir fragen: Wie kommt es zu dieser Mangelernährung? Wie und weshalb kommt es zu diesem Verhungerungsvorgang?

Wenn Alzheimer-Demenz die Folge einer Mangelernährung des Gehirns ist, folgt die logische Frage: Wie oder wodurch kommt es zu dieser Mangelernährung? Oder grundsätzlich gefragt: Wie kommt Hirnernährung überhaupt zustande?

Wer oder was steuert die Ernährung des Gehirns? Oder den Stoffwechsel des Gehirns? Beziehungsweise: Ist es ein bestimmter Mangel, der die mangelhafte Ernährung des Gehirns bewirkt? Oder den mangelhaften Stoffwechsel? Und um welchen Mangel handelt es sich genau?

Es könnte sich erstens um einen Mangel in der Ernährung handeln und zweitens um einen Mangel in der Resorption der Nahrung im Darm. Oder um beides. Oder um einen gestörten Stoffwechsel allgemein. Oder um bestimmte Enzyme, die für den Stoffwechsel unentbehrlich sind.

Dass die Alzheimer-Demenz mit einer mangelhaften Ernährung der Hirnrinde einhergeht, stellt das Klinische Wörterbuch 1994 als Symptom der Alzheimerkrankheit fest. Ebenso werden metabolische Störungen genannt, aber so, als hätten die beiden nichts miteinander zu tun. So als führten nicht die metabolischen Störungen zur mangelhaften Ernährung der Hirnrinde.

Aber was denn sonst? Mangelhafter Metabolismus und Atrophie hängen doch wohl innigst zusammen. Mangelhafter Stoffwechsel und Schrumpfung des Gehirns dank Mangelernährung gehören logisch zusammen.

Nochmal: Unter Metabolismus versteht man Stoffwechsel, das heißt das Umsetzen der Bau- und Betriebsstoffe des Körpers. Bei der Alzheimer-Demenz geht es um Baustoffe und Betriebsstoffe im Gehirn, die nicht mehr geliefert werden. Oder nicht ausreichend geliefert werden. Oder nicht mehr umgesetzt werden. Oder alles zusammen.

Mir unbegreiflich: Die mehrfach erwähnte Hirnatrophie wird durch die mehrfach erwähnten metabolischen Störungen verursacht. – Das wird weder gesehen noch auch nur gefragt. Und schon gar nicht hinterfragt. Und das ist unglaublich! Denn es bedarf keines besonderen Scharfsinns, um hier einen Zusammenhang zu sehen.

Und auf diesen Zusammenhang kommt es doch an. Auf den Zusammenhang von Metabolismus und Atrophie.
Und auf die Steuerung der beiden.

Also fragen wir bis zum Überdruss: Weshalb verdammt nochmal kommt es zur Mangelernährung der Hirnrinde? Wodurch wird sie ausgelöst? Oder grundsätzlich gefragt: Wie kommt die Ernährung der Hirnrinde überhaupt zustande? Und wie sehen metabolische Störungen im Gehirn aus? Und weshalb gibt es sie? Beziehungsweise wie sieht der intermediäre (zwischen allen Stufen ablaufende) Stoffwechsel für das Gehirn aus? Es sind doch gerade die metabolischen Störungen, die zur Atrophie führen, und Atrophie heißt Schrumpfung des Gehirns. Oder Mangelernährung. Oder Aushungerung.
Alzheimer-Demenz ist nichts als Hirnschrumpfung dank Hirnaushungerung. – Nur weshalb? – Weil der Hirnstoffwechsel halt nun mal nicht mehr stimmt.

Lexikon Herder (1968): Der intermediäre Stoffwechsel ist die Gesamtheit der Stoffwechselreaktionen zwischen Aufnahme der Nährstoffe und Ausscheidung der Endprodukte, er dient dem Aufbau, dem Umbau und dem Abbau der Zellbausteine und der Energiegewinnung. Die Umwandlungen verlaufen über viele einzelne, jeweils von Enzymen gesteuerte Reaktionsstufen. – So, da haben wir's. Da wären wir: Von Enzymen gesteuert werden Umbau, Abbau und Aufbau der einzelnen Reaktionsstufen in der Ernährung des Gehirns. Und Energie wird auch gewonnen. Vorausgesetzt, die nötigen Enzyme sind vorhanden.

Bitte: Wir reden vom Stoffwechsel im Gehirn, von Umbau, Abbau, Aufbau (der Reaktionsstufen) im Gehirn. Mit Hilfe von Enzymen. Wir reden vom Gehirnstoffwechsel. Und dessen nötigen Enzymen. Wir reden von Alzheimerschwachsinn und den fehlenden Enzymen.
Frage: Fehlt es dem Gehirnstoffwechsel an den nötigen Enzymen erst dann, wenn er nicht mehr störungsfrei abläuft? Fehlt es an ganz bestimmten Enzymen nicht längst vorher? Und an welchen genau?

Denn wenn Enzyme unentbehrlich sind für den Metabolismus im Gehirn, muss ein Mangel an Enzymen zu einem mangelhaften Metabolismus führen. Womöglich zu genau den metabolischen Störungen, wie sie mehrfach genannt wurden als typisch für die Alzheimer-Demenz.

Wir wollen wissen: Was sind Enzyme? Und um welche geht es?

Antwort: Enzyme (früher auch Fermente genannt) sind Eiweißstoffe, die im Organismus als Katalysatoren an fast allen chemischen Umsetzungen, d. h. an fast allen Stoffwechselvorgängen beteiligt sind, indem sie eine Reaktion beschleunigen oder erst ermöglichen. – Noch Fragen?

Das Deutsche Wörterbuch *Wahrig* (1994) übersetzt Enzym so: Neuere Bezeichnung für eine hochmolekulare Eiweißverbindung, die eine spezifische biochemische Reaktion beschleunigt oder überhaupt erst ermöglicht. Na, da schrillen doch alle Alarmglocken: [...] überhaupt erst ermöglicht! Wir reden von biochemischen Reaktionen, die von Enzymen überhaupt erst ermöglicht werden. Und was geschieht oder muss geschehen, wenn diese Enzyme nicht da sind? Dann finden die biochemischen Reaktionen nicht statt. Und das heißt? Es heißt, der Stoffwechsel nimmt Schaden.

Zur Sicherheit befragen wir noch das Klinische Wörterbuch Pschyrembel (1977):

Enzyme (griechisch Sauerteig, Hefe) sind die in lebenden tierischen und pflanzlichen Zellen gebildeten hochmolekularen Eiweißkörper. Enzyme sind Biokatalysatoren, d. h. sie verändern nicht das Gleichgewicht einer Reaktion, sondern sie verringern die dazugehörige Aktivierungsenergie [...].

Nein, falsch!!! Ganz falsch! Sie verringern nicht die Energie, sie sparen Energie, sie verringern den Energiebedarf für eine bestimmte Reaktion. So ist das, das haben wir noch in der Schule gelernt, ihr Herren von Pschyrembel!

Also: Mit Hilfe von Enzymen kommen Reaktionen leichter oder überhaupt erst zustande. Enzyme sparen Energie (die im Alter sowieso abnimmt).

Aber vielleicht nehmen im Alter auch die Enzyme ab? Und was dann? Was passiert im Gehirn der Alten – oder von uns Alten – wenn die Energie zu einer bestimmten chemischen Reaktion abnimmt oder ganz fehlt, weil die entsprechenden Enzyme fehlen? Das ist doch die Frage.

Fehlen die entscheidenden Enzyme, führt das zu kranken Prozessen im Stoffwechsel. Auch im Stoffwechsel des Gehirns. Mit anderen Worten: Es kommt zu einer Enzymopathie im Gehirn. Diese Enzymopathie möchte ich Demenz nennen.

Enzymopathien (Pschyrembel 1977): [...] sind Krankheiten, die primär durch eine Dysfunktion eines Enzyms oder eines Enzymsystems entstehen. – Aha, es gibt also ganze Enzymsysteme! Interessant.

Einteilung: Hereditäre (angeborene) Enzymopathien (Stoffwechselkrankheiten) werden durch Fehlfunktion eines spezifischen Gens ausgelöst [...] (nicht unser Thema).

Nicht hereditäre (= nicht angeborene) Enzymopathien sind wenig erforscht. – Bitte? Wie bitte? Sind wenig erforscht? Mir stockt der Atem.

Bitte: Was ist wenig erforscht? Die nicht angeborenen, also erworbenen Enzymopathien sind noch wenig erforscht?! Und das sollen wir verstehen? Und einfach so hinnehmen?

Die nicht-erblichen, die erworbenen, also die im Lauf des Lebens üblichen oder normalen oder häufig entstehenden Enzymopathien – die sind kaum erforscht? Also auch die eventuellen Enzymopathien im Gehirnstoffwechsel sind noch kaum erforscht?

In der Tat, den Eindruck habe ich auch. Dann wird es aber höchste Zeit!

Kein Wunder, dass die Mediziner nicht wissen, woher die Alzheimer-Demenz kommt, solange das Thema Enzymopathien so wenig erforscht ist. Also sputet euch mal, ihr Herren und Damen Wissenschaftler. Es wird Zeit, dem unglaublichen Notstand abzuhelfen. Denn es geht um die Enzymopathien im Gehirn. Es geht um Alzheimer.

Es geht um Demenz als Folge mangelhafter Enzymtätigkeit.

So ist das.

Auch das Klinische Wörterbuch räumt schon 1977 einen Forschungsnotstand ein beim Thema Enzymopathien. Aber keiner fragte, ob Alzheimer-Demenz denn nicht genau das ist, eine Enzymopathie.

Bei Gott, man möchte schreien ob dieses Versäumnisses. Also fragen wir: Ist die Alzheimer-Demenz etwa etwas anderes als eine Enzymopathie? – Nein! Sie ist nichts anderes. Sie ist genau das: die Folge einer Enzymopathie. Oder sagen wir so: Alzheimer-Demenz ist eine Enzymopathie. Und hat klare Ursachen.

Pschyrembel 1977 stellt fest, Enzyme können durch Hormone, Gifte, Strahleneinwirkungen u. ä. beeinflusst werden. Es wird nicht gesagt, um welche hormonalen Reize es sich handelt, eventuell um Sexualhormone, die im Alter abnehmen und dadurch einen negativen oder zu schwachen Einfluss ausüben auf den Stoffwechsel?

Pschyrembel 1994 (siebzehn Jahre später) weiß zum Thema Enzyme nicht viel mehr: [...]

sind Proteine, die als Katalysatoren chemische Reaktionen in lebenden Organismen ohne Beeinflussung ihres Gleichgewichts beschleunigen oder erst ermöglichen [...] – Ja, das ist uns bekannt. Immerhin wird hier gesagt: [...] erst ermöglichen.

Ein Enzym kann jeweils nur eine der für ein Substrat möglichen Reaktionen katalysieren (Wirkungsspezifität). Wenn dabei Elektronen, Ionen oder Molekülgruppen abgespalten oder angelagert werden, benötigt ein Enzym sogenannte Co-Enzyme.

Na endlich! Endlich taucht der Begriff Co-Enzyme auf. Aber was Co-Enzyme sind, wird nicht gesagt. Zum Thema Enzymopathien heißt es nur: [...] sind Erkrankungen, die durch Störung der Aktivität von Enzymen oder Co-Enzymen verursacht werden. – Na, was denn sonst.

Es gibt Krankheiten, die durch Störung der Aktivität von Co-Enzymen verursacht werden, zum Beispiel durch die Störung der Aktivität von Co-Enzymen in Form von B-Vitaminen im Hirnstoffwechsel! Und das wäre dann welche Krankheit? – Schlichte

Antwort: die Alzheimer-Demenz.

Lexikon Herder (1968) weiß noch mehr: [...] viele der über 700 bekannten Enzyme sind zusammengesetzte Eiweiße, den Eiweiß-Anteil nennt man Apo-Enzym, das den umzusetzenden Stoff auswählt (Substratspezifität), und die prosthetische Gruppe Co-Enzym, das bestimmt, welche Reaktion durchgeführt wird (Wirkungsspezifität).

Apo- und Co-Enzym zusammen ergeben das allein wirksame Holo-Enzym.

Störungen der Enzymsynthese durch Intoxikationen oder chemische Einflüsse (z. B. Pharmaka) können zu einer Hemmung oder Aktivierung von Enzymen führen [...] oder sie können zu unzureichender Synthese biologisch wichtiger Substanzen führen (wohl auch im Gehirn) [...]

Viele Enzyme sind im Organismus als Katalysatoren an fast allen chemischen Umsetzungen beteiligt, indem sie die für jede Reaktion nötige Aktivierungsenergie herabsetzen und so eine Reaktion z. B. bei Körpertemperatur erst ermöglichen oder beschleunigen [...] – Das erfahren wir aus meinem alten Lexikon aus dem Jahr 1968. Weiter: Enzyme haben meist systematische Namen mit der Endung -ase, während der »Vorname« die Wirkung des Enzyms angibt. Man unterscheidet sechs Hauptklassen: Oxidoreduktasen, Transferasen, Hydrolasen, Lyasen, Isomerasen und Ligasen [...]

Jetzt fehlt uns nur noch das, was genau den Stoffwechsel im Gehirn betrifft. Nur der wichtige Baustein, genannt Co-Enzym, Partner eines jeden Enzyms, welcher erst die volle Funktion ermöglicht. Dieser Baustein fehlt uns noch. Darum nochmal gefragt: Was sind Co-Enzyme genau?

Pschyrembel 1977: Co-Enzyme: Einteilung: 1. Wasserstoff übertragende. 2. Gruppen übertragende. 3. Isomerasen und Lipasen + B12-Co-Enzym. – Wie bitte? Was steht da? B12? B12 ist ein Co-Enzym? – B12 gehört zu den B-Vitaminen!

Zum ersten Mal wird ein Vitamin erwähnt, nämlich B12. Als Co-Enzym. Ein B-Vitamin. Es gibt da noch das Co-Enzym A, welches einen eigenen Eintrag hat: Es ist das Co-Enzym der Trans-

Acetylierungen und besteht aus ATP (Adenosintriphosphat) und Pantothensäure. – Aus was? – Aus Pantothensäure. Und was ist Pantothensäure? – Ach ja, Dankeschön: Auch Pantothensäure ist ein Vitamin der B-Gruppe!

Wichtigste Verbindung ist Co-Enzym A + Essigsäure (aktivierte Essigsäure), im Sammelbecken des intermediären Stoffwechsels (Pschyrembel 1977).

Es ist das Sammelbecken des intermediären Stoffwechsels. Was heißt das genau?

Müssen wir das wissen?

Konkret geht es um die Brenztraubensäure, um Fettsäuren und den Zitronensäurezyklus sowie den Kohlenhydratstoffwechsel, um die Biosynthese des Cholesterins und der Carotinoide etc. – und um die Azetylierung des Cholins zu Acetylcholin.

Donnerwetter, da wären wir wieder: Es geht um die Azetylierung des Cholins zu Acetylcholin. Darum geht es im gesunden Stoffwechsel. Und das geschieht im Sammelbecken des intermediären Stoffwechsels. Und das ist das Wichtigstes für uns: Die Azetylierung des Cholins (im Sammelbecken des intermediären Stoffwechsels) geschieht in Anwesenheit von Enzymen oder Co-Enzymen gleich B-Vitaminen – oder etwa nicht?

Bedarf es zu dieser Azetylierung des Cholins etwa nicht der B-Vitamine? Nur mal so gefragt. Denn wenn die Bildung von Acetylcholin entscheidend ist für die Gesunderhaltung der Gehirnfunktion bzw. des Gehirnstoffwechsels bzw. des Gehirnmetabolismus, dann sind wir jetzt im Zentrum des Problems Alzheimer-Demenz angelangt: Intermediär heißt: Zwischenstoffwechsel. Es ist der Teil des Stoffwechsels, der zwischen den Ausgangs- und den Endstufen der Assimilation liegt (Pschyrembel 1977).

Assimilation ist der erste Hauptteil des Stoffwechsels: Aufnahme der Nahrungsstoffe, Abbau im Darm, Resorption der Spaltstücke, ihr Aufbau zu körpereigenen Stoffen und Einbau in die Gewebesubstanz (Pschyrembel 1977).

Nochmal: Bei der Assimilation geht es um Aufnahme, Abbau, Resorption, Aufbau und Einbau von Stoffen in die Gewebesubstanz. Wichtig bei der Assimilation: Co-Enzym F = Tetrahydro-

Folsäure, siehe Vitamin B-Komplex. – Na also, schon wieder: siehe Vitamin-B-Komplex!

Wir erfahren und begreifen immer dringlicher: Der Vitamin-B-Komplex gehört zum System der Co-Enzyme!

Das wussten wir zwar immer schon, aber nicht so genau, nicht so deutlich.

Zum Vitamin-B-Komplex gehören acht Vitamine. Und diese acht Vitamine gehören alle zum System der Co-Enzyme?

Jetzt wird klar: Die Alzheimer-Demenz ist ein Co-Enzymproblem. Sie ist nichts anderes als ein Co-Enzymproblem. Sie ist eine Enzymopathie. Punktum.

Der Vollständigkeit wegen werden im Lexikon noch erwähnt: Co-Enzym Q = Ubichinon (spielt in der Atmungskette eine Rolle). Co-Enzym I = Nicotinamid (schon wieder ein Vitamin der B-Gruppe!). – Ach Leute, konntet ihr das nicht früher sagen?

Aber es geht noch weiter: Co-Enzym H = siehe Nicotinamid (schon wieder ein Vitamin der B-Gruppe). Und alles Enzyme! Oder Co-Enzyme! Und immer B-Vitamine!

Nun gut: Wir lernen noch einmal, die B-Vitamine haben die Funktion von Co-Enzymen. Sie sind unverzichtbar im intermediären Stoffwechsel. Auch und gerade im Gehirnstoffwechsel. Im Metabolismus des Gehirns. Und damit gut.

Zählen wir einmal nach: Es wurden genannt Folsäure und Nicotinamid = Niazin. Zu Folsäure gehört immer auch B12, weil B12 die Folsäure aktiviert zu Folinsäure. Macht schon mal drei der acht B-Vitamine.

Auch Acetylcholin fungiert als Co-Enzym. Acetylcholin überträgt die Nervenimpulse von einem Nerv auf einen andern oder auf ein Erfolgsorgan. Es hat Überträgerfunktion. Andererseits haben die B-Vitamine mehr als 400 Co-Enzym-Funktionen.

Wir wissen nur noch nicht, wie die B-Vitamine mit Acetylcholin genau zusammenhängen. Ob und inwiefern sie einander bedingen. Das wollen wir noch wissen.

Das Hormon Acetylcholin hat die Funktion eines Co-Enzyms. So steht es da. Das Hormon Acetylcholin wird an den parasympathischen Synapsen produziert (Herder), es dient als chemische Überträgersubstanz der Nervenreize, es bewirkt die Erweiterung der peripheren Gefäße, Abfall des systolischen Blutdrucks, Verlangsamung des Herzschlags und Beschleunigung der Peristaltik. Es ist gleichsam ein Antagonist zu Adrenalin (Adrenalin ist ein Stress-Hormon).

Acetylcholin ist zuständig für die Kommunikation zwischen den Nervenzellen, auch und gerade im Gehirn. Das wollen wir uns merken.

Acetylcholinmangel ist typisch für die Alzheimer-Krankheit.

Bitte: In aller Schlichtheit steht es da. Diesem Mangel sollen Acetylcholinesterase-Hemmer entgegenwirken, indem sie den Abbau von Acetylcholin hemmen. Und das ist falsch.

Wir wollen festhalten: Acetylcholin hat Überträgerfunktion an [...] allen Synapsen des vegetativen Systems und an der motorischen Endplatte. Das bedeutet, keine Handbewegung, kein Wimpernschlag, keine Schluckbewegung geht ohne Acetylcholin. Aber auch nicht ohne dessen Voraussetzungen. Und was sind die Voraussetzungen zur Produktion des Hormons Acetylcholin? – Etwa Vitamine? Die guten alten B-Vitamine? Wollen sehen.

Synapsen sind Umschaltstellen zur Erregungsübertragung.

Zentrale Synapsen sind die des Gehirns und des Rückenmarks.

Periphere Synapsen sind die Verbindungsstellen zwischen zwei Neuronen oder zwischen einem Neuron und einem Muskel (motorische Endplatte) [...] die Erregungsübertragung kommt durch Acetylcholin und Noradrenalin zustande und kann durch andere gehemmt werden.

Das Thema Acetylcholin ist noch nicht erschöpft.

[...] wird an der Übertragungsstelle gespeichert und bei Nervenerregung in Quanten freigesetzt. Es wird durch die Acetylcholinesterase abgebaut in Cholin und Acetat. – Das hatten wir schon. Ein Problem der Alzheimer-Demenz ist der vorzeitige Abbau des Acetylcholins – zu was auch immer. So scheint es zumindest.

Wir fragen, geht es darum, diesen Abbau zu vermeiden oder zu verzögern, um die Symptome bei Demenz zu mildern? Oder hat ein Verzögern oder Verhindern des Abbaus noch andere Auswirkungen? Negative? Positive? Oder geht es darum, die Acetylcholinsynthese erst einmal zu ermöglichen? Also das Hormon zu produzieren? Sagen wir: ausreichend zu produzieren?

Bis jetzt wurde immer wieder auf die Vitamine der B-Gruppe hingewiesen als unentbehrliche Mitwirkende im »Sammelbecken des intermediären Stoffwechsels« – als Co-Enzyme. Das war zu erwarten, da es um Nervenimpulse geht und da alle Nerven ektodermalen Ursprungs sind und alle ektodermalen Gewebe den Wirkungen der B-Vitamine unterliegen.

Die Erkenntnis ist nicht neu, die Begründung liefern die drei mehrfach genannten (alten) schulmedizinischen Lehrbücher. Man muss nur hineinschauen.

In Pschyrembel 1994 heißt es zum Thema Co-Enzyme: [...] es sind Substanzen, die an Enzymreaktionen beteiligt sind, bei denen Elektronen, Ionen oder Molekülgruppen übertragen, vom Co-Enzym übernommen oder abgegeben werden [...] Viele Co-Enzyme enthalten Vitamine und zwar B-Vitamine.

Und sie werden auch genannt: Thiamin, Folsäure, Biotin und Cobalamin. die alle, alle, alle zur Gruppe der B-Vitamine gehören.

Die Antwort auf die Frage, was machen und was sind Co-Enzyme, lautet folglich schlicht: Es sind zumeist Vitamine der B-Gruppe, sie fungieren als Co-Enzyme in den Enzymen. Es sind organische Substanzen, die für den Ablauf der normalen Stoffwechselvorgänge unentbehrlich sind.

So das Herder-Lexikon.

Die Rede ist von Vitaminen als Co-Enzymen im intermediären Stoffwechsel, also auch im Stoffwechsel des Gehirns. Da sind sie unentbehrlich. Fehlen die Vitamine, dann fehlen die Co-Enzyme und dann funktionieren die Enzyme nicht und dann treten Mangelkrankheiten auf. So einfach ist das.

Ein mangelhafter Metabolismus im Gehirn dank fehlender Co-Enzyme führt logisch zu einer Hirnatrophie und diese wird genannt: Demenz.

Anders gesagt: Alzheimer-Demenz ist eine Frage von Co-Enzymen.
Alzheimer-Demenz ist die Folge eines Co-Enzym-Mangels.
Alzheimer-Demenz ist eine Enzymopathie. Wie bereits gesagt.

Müssen wir wissen, ob die Hirnatrophie als Ergebnis der Mangelernährung des Gehirns kompensatorisch zu Eiweißablagerungen führt? Zu den Plaques? Zu einer Art Mülldeponie im Gehirn? Ist das noch wichtig?

Wenn der Hirnstoffwechsel nicht richtig abläuft, bleiben Stoffwechselreste liegen wie Lebensmittelreste in einer nicht aufgeräumten Küche, das ist klar.

Meine Großmutter (Jahrgang 1882, gestorben 1956) hatte keine Ahnung von Alzheimer und auch mit 74 Jahren noch keine Anzeichen einer Demenz. Fakt ist, dass niemand in der großelterlichen oder elterlichen Familie unter Demenz litt. Nein, bei Onkel, Tanten, Freund und Feind war eine solche Krankheit unbekannt. Die Rede ist von der Zeit vor und nach den beiden Weltkriegen.

Wahr ist, während des letzten Krieges und lange davor und danach, in der sogenannten schlechten Zeit, gab es kaum Alzheimerkranke. Meine Großmutter kannte nicht nur diesen Namen nicht, es gab weit und breit niemanden, den man völlig verblödet hätte nennen können, der seine Angehörigen nicht mehr erkannt hätte oder nicht mehr wusste, wer er und wo er war und was die Zeit ist. Es gab keinen, der die Uhr nicht mehr erkannt hätte.

Die Leute hatten verdammt wenig zu essen, besonders von 1943 bis 1948 (Jahr der Währungsreform, Einführung der Deutschen Mark), es gab bis zur Währungsreform wenig Fett, wenig Zucker, kaum Süßigkeiten, keine Fertiggerichte, kein Fastfood –den ganzen modernen Essensdreckmist gab es nicht. Auch nicht den heute so geschätzten überkandidelten Designerfraß. Nein. Es gab im Grunde das schlichte Arme-Leute-Essen. Und wenig Alkohol. Außer Bier, Most und Wein gab es bei meinem Großvater in seiner alteingeführten Gaststätte im oberen Donautal keinen Alkohol. Schnaps gab es nur, wenn jemand erkennbar Bauchweh hatte. Und dann nur ein Gläschen. Und Sekt (ein Gläschen!) gab es genau ein einziges Mal: an Silvester 1945. Sonst nie.

Und Betrunkene habe ich während der drei Jahre, die ich nach dem Krieg bei meinen Großeltern in Munderkingen/Donau lebte, nie gesehen. Und nie habe ich von Verrückten, Geistesgestörten, Hirnschwachen oder total Verblödeten gehört. Die Begriffe Alzheimer und Demenz waren selbstverständlich unbekannt.

Die Begriffe Antibiotika, Sulfonamide, Zytostatika oder Antivitamine beziehungsweise Statine waren auch unbekannt. Das alles gab es nicht.

Das alles wurde nicht verordnet, niemandem. Noch nicht. Und die Alzheimer-Demenz war wie ein fremdes Land, das niemand kannte und von dem niemand etwas gehört hatte.

Der demente Walter Jens war alles andere als ein Alkoholiker, im Gegenteil, im Hause Jens galt schon ein Gläschen Wein einmal in drei Monaten als Exzess, berichtet Sohn Tilman. Sein Vater hatte eine andere fast liebenswerte Schwäche: Er aß für sein Leben gern Schokolade und auch Kuchen. Ist das schlimm? – Ja, es ist schlimm, wenn gleichzeitig ein Mangel an bestimmten Enzymen oder Co-Enzymen herrscht.

Der bis zuletzt geistig rege Ernst Jünger lebte auch bescheiden, auch diszipliniert, aber er hielt wenig von Schokolade und ähnlichem Zeug, so wurde uns als Gästen einer Führung durch Jüngers Haus in Wilflingen berichtet. Die junge Dame, die uns führte, teilte auf Nachfrage auch mit, wie das morgendliche kalte Bad aussah: Der Schriftsteller füllte die Wanne mit Wasser so, wie es aus der Kaltwasserleitung floss – also ziemlich kalt –, dann tauchte er einmal unter und stieg wieder aus der Wanne. Das Ganze dauerte nicht mehr als eine Minute.

Streng diszipliniert leben heißt nicht, täglich kalt baden (oder kalt duschen), es heißt: Ohne oder mit wenig Alkohol leben, mit wenig Schokolade oder anderem Süßkram wie Kuchen, Pralinen, Eis, Pudding. Und es heißt: sich regelmäßig bewegen. Und es heißt: die B-Vitamine nicht vergessen. Und zwar alle acht. Und den Darm entsprechend zu pflegen, damit die B-Vitamine überhaupt aufgenommen werden können. Den Darm pflegen heißt, ihm rechtsdrehende Milchsäure zuführen. Neben seinem täglichen kalten Bad unternahm Ernst Jünger jeden Tag ausgedehnte Spaziergänge. Oft zweimal täglich. Die Spaziergänge dauerten bis zu zwei Stunden, wurde uns gesagt. Auch Walter Jens machte gerne lange Spaziergänge. Womöglich verhinderten sie ein noch schnelleres geistiges Abgleiten.

Wir können sagen: Alzheimer-Demenz ist eine Mangelkrankheit, wie auch Dr. Nehls sagt. Wir können aber auch sagen: Alzheimer-Demenz ist eine Enzymopathie. Das sagt Dr. Nehls nicht.

Oder: Alzheimer-Demenz ist eine Co-Enzym-Mangel-Krankheit. Oder einfach: Alzheimer-Demenz ist eine Vitamin-B-Mangelkrankheit. Und damit eine Enzymopathie. Das sagt auch keiner. Noch nicht.

Die etablierten Mediziner lehnen das vermutlich sogar ab, denn sie meinen, im wohlgenährten Europa gebe es keinen Vitaminmangel und deshalb könne Alzheimer mit Vitaminmangel oder Enzymmangel nichts zu tun haben.

Das ist falsch. Grundfalsch.

Die Mediziner verwechseln wohlgenährt mit richtig ernährt. Wohlgenährt ist aber fast immer das Gegenteil von richtig ernährt.

Es sind ja nicht nur die B-Vitamine, die den Leuten fehlen (und das in richtiger Menge und im richtigen zeitlichen Abstand). Der Mensch braucht nicht uferlos Vitamine, er braucht sie sogar in nur geringen, aber in ausreichenden Mengen. Gering, aber ausreichend. Und mit einer gewissen Regelmäßigkeit.

Aber er braucht dazu ein gesundes Darmmilieu. B-Vitamine müssen nicht nur zugeführt werden, sie müssen im Darm auch aufgenommen werden. Und das ist oft das Hauptproblem. Es genügt eben nicht, einfach ein paar Vitamine zu schlucken, ohne zu fragen, ob diese im Darm auch aufgenommen werden.

Ein Darm nimmt die Vitamine nur dann auf, wenn seine Flora stimmt. Und kann die Darmflora stimmen bei dem absurden Verbrauch von Alkohol in unserem Land? Die komasaufenden Jugendlichen erzählen ein anderes Lied. Und wenn nichts geschieht, können diese komasaufenden Jugendlichen auf ihre Demenz warten. Denn sie versaufen nicht nur ihr Geld, sondern ihr Hirn, diese fröhlichen Deppen. Noch gibt es keine Statistik über Alkoholverbrauch und Alzheimer-Demenz-Vorkommen in der BRD.

Das Gros der Bevölkerung gehört nicht zu den Komasäufern oder zu den Quartalssäufern oder zu Schokofanatikern, das ist wahr. Aber die hierzulande großzügig verordneten Antibiotika führen zu einer gestörten oder mangelhaft resorbierenden Darmflora, sie tragen auf ihre Weise zum Ruin der Darmflora bei, ganz zu schweigen von anderen Medikamenten, die den Darm in Mitleidenschaft ziehen, als da sind: Sulfonamide, Zytostatika und Antivitamine. Oder Saponine und Sapotoxine, welche in Lakritz enthalten sind bzw. im Süßholz, welches vielen Teemischungen beigegeben wird. Saponine und Sapotoxine waschen die Darmbakterien aus.

Wie sollen die Vitamine ohne Darmbakterien in den Stoffwechsel gelangen? Sie gelangen gar nicht, sie nehmen den Weg alles Irdischen in die Kloake.

Ohne unsere Darmbakterien ist alle Müh vergebens. Da können im Zweifel noch so viele Vitamine oder Co-Enzyme geschluckt werden: Sie kommen am Ziel, nämlich im Stoffwechsel, nicht an. Die unverzichtbare Brücke, über die alle Vitamine (= Co-Enzyme) in den Stoffwechsel marschieren müssen, sind nun einmal unsere Darmbakterien. Insbesondere die Milchsäurebakterien. Und zwar die rechtsdrehenden. – In Wikipedia ist zu lesen: Die Milchsäurebakterien sind der wichtigste Teil der gesunden Darmflora. – Und weil das so ist, werde ich mir die sauren Milchprodukte nicht abgewöhnen. Leider herrschen über die rechts- und linksdrehende Milchsäure immer noch die kuriosesten Ansichten. Kurz gefasst: Links dreht falsch. Siehe weiter oben.

Lactobazillus bulgaricus dreht falsch, nämlich links. Und das ist verheerend, weil unphysiologisch. Nebenbei: Das verhängnisvolle Contergan drehte links.

Vielleicht sollte man zur Kontrolle ein paar statistische Kurven aufstellen: Eine erste Kurve über die Zunahme von Alzheimer-Demenz in den letzten dreißig Jahren. Eine zweite Kurve parallel dazu über die verordneten Antibiotika im selben Zeitraum. Eine dritte Kurve über die verordneten Sulfonamide. Eine vierte über die Verordnung von Zytostatika.

Wahrscheinlich verlaufen alle Kurven ziemlich parallel zur ersten Kurve der Alzheimer-Demenz-Entwicklung in den letzten dreißig Jahren. – Was sagt uns das? Es sagt, die Alzheimer-Demenz hat klare Ursachen, die begünstigt werden durch unsere Lebensweise, durch unsere Art (oder Unart), uns zu ernähren und durch moderne Arzneimittel sowie durch den Dauerstress, dem viele ausgesetzt sind, egal ob dieser Dauerstress beruflich oder privat erzeugt wird.

Interessant wären noch zwei weitere Kurven, gleichsam als Gegenkurven: eine Kurve für (ehemalige) Tänzer oder Sportler und eine Kurve für Sänger und deren jeweilige Alzheimerhäufigkeit und diese verglichen mit der Alzheimerkurve für die sogenannten Normalbürger – immer unter Berücksichtigung des Alkoholkonsums.

Alois Alzheimer entdeckte die nach ihm benannte Krankheit im 19. Jahrhundert, also in einer Zeit, als es noch keine Antibiotika gab, so wenig wie Sulfonamide und Zytostaika oder sonstige darmschädigende Substanzen oder gar Antivitamine. Das ist wahr. Aber es gab natürlich immer schon Alkohol und seit langem schon Süßholz und Lakritz und auch Schokolade, Kakao, Pralinen und anderes Zuckerzeug. Vielleicht hat Alzheimers Patientin Auguste zu viel Süßholz geknabbert? Zu viel Lakritz gelutscht? Oder einfach zu viel Schokolade gegessen – und obendrein noch Lakritz? Das werden wir nie erfahren. Aber es wäre eine mögliche Erklärung für Frau Augustes Demenz: Darmfloraschaden via Lakritz plus Kohlenhydrate via Schokolade im Übermaß (plus Alkohol?) und womöglich viel Zeit sitzend im Lehnstuhl? Das alles zusammen könnte für eine Demenz reichen. Noch dazu bei einem Mangel an der richtigen Milchsäure.

Leider teilt Dr. Alzheimer nichts darüber mit, wie sich seine Patientin Auguste ernährte. Wir wissen auch nicht, ob Auguste Syphilis oder eine Schilddrüsenstörung hatte oder sklerotisch war oder Alkoholikerin. Womöglich hat Auguste arglos Lakritz gelutscht, ohne zu ahnen, dass sie damit ihre Darmbakterien ruinierte.

Auch Herrn Dr. Alzheimer scheint das damals noch nicht bekannt gewesen zu sein. Es ist durchaus möglich, dass Auguste ihre Demenz herbeilutschte mittels Glycyrrhiza glabra, unterstützt von Pralinés (wie das früher hieß) und körperlicher Trägheit. – Nein, wir werden das Rätsel Auguste wohl nie lösen.

Doch Darmschaden plus Zuckerzeug plus Alkohol, dazu ein Mangel an B-Vitaminen und ein Mangel an rechtsdrehender Milchsäure, da winkt die Demenz nicht nur von ferne. Vor allem bei gleichzeitiger körperlicher Trägheit.

Harald Juhnke hat seinen Darm und sein Gehirn mit zu viel Alkohol ruiniert. Alkohol greift nicht nur die Darmflora an, sondern auch das Gehirn und zwar gleich dreifach. Alkohol gleicht einem Feind, der zu Luft, zu Wasser und zu Land angreift.

Der Angriff zu Luft ist hier der direkte Angriff auf die Hirnzellen: Alkohol vernichtet Hirnzellen unwiederbringlich. Kein Wunder, wenn nach einigen Jahren Alkoholsucht das Hirn seine Tätigkeit einschränkt.

Angriff zu Lande nenne ich den Angriff auf die Darmflora, welchen der Alkohol ausübt, indem er die Darmbakterien attackiert. Die Darmbakterien aber entscheiden, welche und wie viele Vitamine (also Co-Enzyme) aus der Nahrung in den Stoffwechsel gelangen.

Schließlich als Drittes der Angriff zu Wasser: Auch die Leberzellen werden durch Alkohol geschädigt, sie müssen den Alkohol umbauen zu Acetessigsäure und verhärten mit der Zeit und speichern und aktivieren Vitamine und Enzyme immer weniger. Also jene Stoffe, auf die der Hirnstoffwechsel angewiesen ist.

Kein Wunder also, wenn das Gehirn bei Alkoholikern unter metabolischen Störungen, d. h. unter einer Mangelernährung (Atrophie) leidet und eine Art Müllhalde im Gehirn entsteht und das vermüllte Gehirn seine Tätigkeit immer mehr einschränkt. Oder ganz einstellt. Also dement wird.

Dass auch Medikamente die Darmflora schädigen können, ist bekannt. Genannt seien noch einmal die oft verordneten Antibiotika oder Sulfonamide oder Zytostatika.

Metabolische Störungen nehmen im Alter ohnehin zu, einfach deswegen, weil die Entgiftungszentrale namens Leber nicht mehr so gut arbeitet wie in unserer Jugend. Wir sehen: Es gibt genügend Gelegenheiten, auch heute noch in einen Vitaminmangelzustand zu geraten, auch wenn den Medizinern das noch immer nicht in den Kopf will. Ich vermute, die Alzheimer-Demenz als Vitaminmangelkrankheit oder Enzymopathie zu betrachten, klingt den Medizinern einfach zu einfach. Dabei ist eine Enzymopathie gar nicht einfach, sie ist keine Kleinigkeit. Sie entsteht nicht von nix.

Vitaminzufuhr über das Essen ist das eine, die Vitaminaufnahme (Vitaminresorption) im Darm ist das andere. Das erste haben wir (oder könnten wir haben) reichlich, das zweite desto weniger. Und gerade darauf kommt es an. Und gerade für das zweite Problem sorgen die Ärzte selber – für die mangelhafte Resorption der Vitamine im Darm dank ihrer Verschreibungspraxis.

Man könnte meinen, die Mediziner interessierten sich immer nur für den ersten Schritt, für die Vitamineinnahme, d. h. für die Vitaminzufuhr (wenn überhaupt) und vergäßen den zweiten entscheidenden Schritt: die Vitamin-Resorption im Darm.

In Wahrheit vergessen sie auch den ersten Schritt, denn von der Behauptung, in der westlichen Welt gäbe es keinen Hunger, sondern im Gegenteil reichlich zu essen und folglich keinen Vitaminmangel, davon lassen die Ärzte nicht, obgleich sie wissen müssten, dass Zufuhr noch nicht Resorption ist. Und dass reichlich essen noch nicht richtig essen heißt.

Machen wir es kurz: Eine mangelhafte Darmtätigkeit dank falscher Darmflora kann zu metabolischen Störungen führen, auch und gerade im Gehirn, nämlich zu dessen Mangelernährung gleich Atrophie. Das ist nicht schwer zu verstehen: Gehirnatrophie dank Mangelernährung des Gehirns. Mangelernährung des Gehirns dank fehlender Co-Enzyme im Stoffwechsel des Gehirns. – Nur dass Co-Enzyme zumeist B-Vitamine sind, will so manchem nicht in den Kopf. Was ist daran so schwer zu verstehen?

Vielleicht hängt der Glaube an die reichliche Versorgung der Bevölkerung mit Vitaminen damit zusammen, dass heutzutage Vitamine ein Allerweltsartikel geworden sind, preiswert erhältlich allüberall und als Zusatzstoffe angepriesen. Nur über die Qualität dieser Vitamine und über die richtigen Mengenverhältnisse ist damit noch nichts gesagt. Und schon gar nichts über ihre Aufnahme im Darm.

Vitamine sind eine Entdeckung des 20. Jahrhunderts. Im 19. Jahrhundert, zur Zeit von Dr. Alzheimers erster Demenzpatientin Auguste, waren sie noch nicht bekannt, sie waren noch nicht einmal entdeckt. Dr. Alzheimer konnte gar nicht wissen, noch nicht einmal ahnen, was seiner Patientin Auguste eigentlich fehlte.

Vitamine sind lebensnotwendige organische Verbindungen, die vom Organismus höherer Tiere und vom Menschen nicht oder nicht ausreichend synthetisierbar sind und deshalb als essenzielle Nahrungsbestandteile (neben den essenziellen Aminosäuren, den essenziellen Fettsäuren und den lebensnotwendigen Mineralstoffen und Kohlenhydraten) dem Organismus regelmäßig zugeführt werden müssen. – Sagt mein Lexikon Herder.

Dass die Alzheimer-Demenz verbunden ist mit metabolischen Störungen, ist bekannt, aber als Enzymopathie ist sie noch nicht erkannt, obgleich bekannt ist, dass sie mit metabolischen Störungen zu tun hat. Das begreife wer will. Aber dass Vitamine die Funktion von Co-Enzymen haben, sollte in Medizinerkreisen bekannt sein, ebenso die Wichtigkeit von Co-Enzymen. Wenigstens das.

Bemerkenswert ist folgendes Zitat: »Die Vitamine des B-Komplexes erfüllen im menschlichen Körper lebenswichtige Aufgaben, sie sind an wichtigen Stoffwechselreaktionen beteiligt. Da die verschiedenen Stoffwechselwege eng miteinander verknüpft sind, werden alle B-Vitamine in ausreichender Menge benötigt. Auf Grund ihrer besonderen Bedeutung für den **Energiestoffwechsel im Nervengewebe einschließlich des Gehirns**, werden sie auch als neurotrope (auf das Nervensystem einwirkende) Vitamine bezeichnet.« – So lautet der Beipackzettel von ratiopharm zum Thema B-Vitamine, Stand März 2012.

Im Einzelnen heißt es weiter: Zu einem normalen Energiestoffwechsel tragen bei: B1, B2, B6, B12, Biotin, Niacin, Pantothensäure (und wohl auch Folsäure). Ähnliches gilt für die normale Funktion des Nervensystems, wobei Pantothensäure wichtig ist für die Bildung und den Stoffwechsel einiger Neurotransmitter.

Ferner, so ist zu lesen, sind die B-Vitamine unverzichtbar für normale psychische Funktionen, zur Verminderung von Müdigkeit und Erschöpfung, zu einem normalen Homocystein-Stoffwechsel, zur Bildung roter Blutkörperchen, zur Aufrechterhaltung normaler Haut und Schleimhäute.

Freundlicherweise nennt der Beipackzettel auch natürliche Quellen für B-Vitamine: Fleisch, Fisch, Hülsenfrüchte, Gemüse, Salat, Milch und Milchprodukte, Getreide-Vollkornprodukte, Obst.

Wir könnten auch sagen: Die Gruppe der B-Vitamine ist so wichtig, weil sie den Stoffwechsel der ektodermalen Gewebe steuern. Und unser Gehirn ist als Teil des Nervensystems ektodermalen Ursprungs. Das sollten Mediziner eigentlich wissen. Entweder wissen sie es nicht oder sie denken nicht daran. Oder sie haben es längst wieder vergessen.

Deshalb zur Erinnerung: Aus dem Ektoderm (dem äußeren Keimblatt) entwickeln sich: das Zentralnervensystem ZNS samt der Nervenzentrale Gehirn, die Sinneszellen, die Epidermis (die Oberhaut) und auch die Augenlinse.

Aus dem Mesoderm (dem mittleren Keimblatt) entstehen: Knorpel und Knochen, Unterhaut und Lederhaut, das Bindegewebe, Blutgefäße und Herz, Lymphgefäße und Milz, die Muskulatur, die Nieren und die Keimdrüsen.

Aus dem Entoderm (dem inneren Keimblatt) entstehen Magen und Darm(epithel), Schilddrüse, Thymus, Leber, Bauchspeicheldrüse, Harnblase und das Lungengewebe.

Das lernten meine drei Kinder im Schulunterricht aus dem Linder-*Lehrbuch für Biologie*, 18. Auflage, 1977, S. 240.

Dass die ektodermalen Gewebe in ihrem Stoffwechsel den Wirkungen der B-Vitamine unterliegen, dafür liefern den Beweis auch drei namhafte schulmedizinische Lehrbücher und mein Lexikon Herder, Ausgabe 1968. Stichwort B-Vitamine: […] sind vielfach essenzielle Nahrungsbestandteile (müssen zugeführt werden), ihre biologische Wirksamkeit liegt vor allem in ihrer Beteiligung am Aufbau der Co-Enzyme, B-Vitamine sind wasserlösliche Vitamine, die […] in enger Wechselwirkung miteinander stehen.

Zum selben Thema Pschyrembel 1977: […] B1 (Thiamin, Aneurin, frühere Bezeichnung Anti-Beri-Beri-Vitamin) wirkt auf Zellen, die große Mengen Kohlenhydrate verbrauchen (Nervenzellen), und auf Zellen mit vorwiegendem Brenztraubensäure-Stoffwechsel (Herzmuskelzellen) und auf **Nervengewebe, welches als Aktionssubstanz Acetylcholin freisetzt** […] Bei Mangel an B1 […] kommt es zu schweren Krankheitserscheinungen, speziell im ZNS (Zentralnervensystem), z. B. zu Beri-Beri, Polyneuritis […] B1-Mangel tritt in Europa durchaus noch auf, Symptome: Leistungsminderung, Kopfschmerzen, Müdigkeit, vegetative und neurologische Erscheinungen […]

Immer noch Pschyrembel 1977: […] Vitamin B2 (Riboflavin) […] wirkt in verschiedenen Enzymen, kommt in der Netzhaut vor, wahrscheinlich beteiligt am Sehvorgang […] Mangelsymptome: […] am Auge: Photophobie (Lichtscheu), verringerte Sehschärfe, Trübung der Hornhaut.

Frage: Ist der »trübe« Blick nicht typisch für Alzheimer-Demenzkranke?

Weiter geht es mit den B-Vitaminen: Nicotinamid (Nicotinsäureamid bzw. Niacin): Bestandteil verschiedener Co-Enzyme, bei Mangel schwere Stoffwechselsymptome, […] Störungen des zentralen und des peripheren Nervensystems, Psychosen, Parästhesien (Kribbeln, Taubsein), Tremor (Zittern, Zuckungen).

Folsäure: Als »aktive Ameisensäure« wichtig im intermediären Stoffwechsel, im Aminosäure-Stoffwechsel u. a. […]
Pantothensäure: Beteiligt am intermediären Stoffwechsel, wichtig für Aufbau und Funktion der Gewebe […] Mangelsymptome: […] Störungen des Nervensystems, Parästhesien, brennende Fußsohlen (Burning-feet-Syndrom) […]

Vitamin B6 (Pyridoxin): Anti-Dermatitis-Faktor, Co-Enzym vieler Enzyme […] Mangelsymptome […] Hautveränderungen v. a. im Gesicht, Erosionen an Lippen und Mundschleimhaut, neurologische Erkrankungen (Paralysis agitans, extrapyramidale Störungen, verschiedene Formen des Tremors, Schwangerschaftserbrechen.

Biotin (früher Vitamin H) : […] wichtig im intermediären Stoffwechsel […] Mangelsymptome: (z. B. nach Antibiotika) […]

fleckig-schuppige Dermatitis, die Haut färbt sich grau, Zunge bleich, Haarausfall, zentralnervöse Störungen.

B12-Gruppe (Cyanocobalamine): [...] beeinflusst gemeinsam mit Folsäure den Fett- und Kohlenhydratstoffwechsel. Mangelsymptome: **Hemmung der Cholin-Synthese**, die Bildung von Ribonucleinsäure wird blockiert, wirkt sich besonders im Nervengewebe und in den blutbildenden Organen aus [...]

Pschyrembel 1994 fasst sich kurz und zählt nur die acht B-Vitamine hintereinander auf, danach wird festgestellt: Dieser Komplex wasserlöslicher Vitamine kommt meist gemeinsam vor, seine Vitamine sind in ihren Wirkungen sehr ähnlich, daher sind Avitaminosen eines einzelnen Vitamins dieses Komplexes selten.

Das glauben wohl auch moderne Mediziner.

Wundert sich noch jemand, dass eine jüngere Ärztegeneration dem Thema B-Vitamine kaum Aufmerksamkeit schenkt? Und den Zusammenhang von Darmflorastörungen und B-Mangel samt den neurologischen Symptomen selten sieht? Und die Alzheimer-Demenz nicht als Co-Enzymproblem begreift?

Seitdem Skorbut und Beriberi aus dem Alltag verschwunden sind, interessieren sich Mediziner kaum mehr für Vitaminmangelkrankheiten. Und sehen so den Kern und den Ursprung der Alzheimer-Demenz nicht.

Meine alten Lehrbücher dagegen wissen zum Thema B-Vitamine noch eine Menge.

Zum Beispiel Claus Overzier, *Systematik der Inneren Medizin*, 5. Auflage 1975, Daten, Fakten, Übersichten. Machen wir es kurz: Thema B-Vitamine: B1 (Thiamin) = Kofaktor von Fermenten (Enzymen), wirkt als aktives Pyruvat (Salz der Brenztraubensäure, Enzym zur Glykolyse), hoher Gehalt im ZNS.

Mangelschäden [...]: Störungen des Kohlenhydrat-Stoffwechsels [...], Kopfschmerzen, Müdigkeit, Untertemperaturen, Polyneuritis, gastro-intestinale Störungen, Muskelschwäche, kardiovaskuläre Symptome (Herzklopfen, muskuläre Herzinsuffizienz), Dyspnoe (Atemnot, erschwerte Atemarbeit), Ödeme.

Frage: Werden die hier genannten Mangelschäden bei Demenzkranken je notiert: Müdigkeit, Atemnot, Herzklopfen, Diarrhö, Parästhesien (Kribbeln, Ameisenlaufen).

B2 (Riboflavin). Mangelschäden u. a.: Rhagaden der Mundwinkel, brüchige Nägel, Dysphagie (Schluckstörung), Vaskularisierung der Cornea (Durchwachsen der Hornhaut des Auges mit Gefäßen).

Frage: Werden diese Mangelschäden bei Alzheimerkranken je erkannt als Vitaminmangelschäden?

Auf den Abbildungen von Alzheimerkranken ist der getrübte, leere Blick auffallend. Ob die Hornhaut dabei gefäßdurchwachsen ist, könnte nur die Beobachtung aus nächster Nähe zeigen. Schon das wäre ein Hinweis auf fehlende Co-Enzyme sprich B-Vitamine.

Nicotinsäureamid (Niazin, die ungiftige Form des giftigen Nicotins). Mangelschäden u. a.: Müdigkeit, Appetitlosigkeit, Schwindel, Bewusstseinstrübungen [...], Zunge mit rissigen Querfurchen [...]

Frage: Wird bei Alzheimer-Patienten je die Zunge inspiziert? Wie sah die Zunge von Walter Jens aus? Hatte sie Querfurchen? Risse? Wurde das je untersucht und zur Kenntnis genommen?

Dass neuerdings Versuche mit Nicotinpflastern bei Demenzkranken gemacht werden zeigt, dass die Gedanken in Bewegung kommen. Man scheint zu begreifen, dass B-Vitamine mit dem Hirnstoffwechsel zu tun haben. Aber weshalb ein Pflaster? Weshalb kein B-Vitamin mit der Nahrung zuführen bzw. zusammen mit ein paar Löffeln Joghurt ein B-Vitaminkomplexpräparat einnehmen lassen? Warum nicht? Weil das zu einfach und zu billig wäre? – Übrigens: Nicotin ist hochgiftig, die tödliche Dosis liegt bei 50 mg. Benannt wurde der Stoff nach Jean Nicot (1530–1600), der den Tabak nach Frankreich brachte. (Herder)

B6 (Pyridoxin). Mangelschäden: [...] Anämie, Nervenentzündungen, Schwangerschaftserbrechen.

Pantothensäure – Bestandteil des Co-Enzyms A, beteiligt am Abbau der Kohlenhydrate, Biosynthese des Cholesterins und der Kortikoide, **Umwandlung von Cholin in Acetylcholin** (na bitte!) [...] wichtig für den intermediären Stoffwechsel – usw.

Im Wesentlichen kaum ein Unterschied zum bisher Gesagten, das gilt auch für Biotin (hat viele Funktionen im intermediären Stoffwechsel) und für Folsäure und B12 (Kobalamin). Soweit Claus Overzier, Chefarzt der Medizinischen Klinik in Köln-Holweide. Er versteht sein Buch als Wegweiser für Studenten und als Mentor für Internisten.

Noch ein Blick auf die *Innere Medizin* (1974) von Prof. Dr. Wolfgang Piper, Direktor der Fachklinik Königstuhl in Heidelberg. Seine Anmerkungen zum Thema B-Vitamine unterscheiden sich kaum vom bisher Gesagten: B1 (Thiamin) – Co-Enzym-Funktion beim Abbau der Kohlenhydrate, 24 Enzyme sind bekannt, welche Vitamin B1 zum Co-Enzym haben. Wichtig für Erregung und Erholung im peripheren Nervensystem. Mangelerscheinungen: [...] Polyneuritis, Enzephalopathie [...]

B2-Komplex: Riboflavin = Co-Enzym der Flavoproteine. Mangelerscheinungen: [...] Glossitis, Mundwinkelrhagaden, Pruritus (Hautjucken), Anämie.

1. Frage: Wie steht es um das Hautjucken bei Demenz-Patienten?

Nicotinsäureamid (Niazin) – Co-Enzym zahlreicher Dehydrogenasen [...]

Mangelerscheinungen: Pellagra (Hautrötung, Hautentzündung), Atrophie und Pigmentierung der Haut, Stomatitis (Mundfäule), Diarrhoen, Delirien, Halluzinationen.

2. Frage: Wie steht es mit Durchfall, Delirien und Halluzinationen bei Alzheimer-Kranken?

Folsäure – Mangelerscheinungen: Anämie, Leukopenie, Thrombopenie, Glossitis, Osteolysen.

3. Frage: Wie sieht die Zunge der Demenzkranken aus? Rissig? Zerfurcht?

Pantothensäure – Bestandteil des Co-Enzyms A (Acetylübertragung) – Mangelerscheinungen: Degeneration neuromuskulärer Strukturen [...]

Vitamin B6. Als Co-Enzym an mehr als 40 enzymatischen Reaktionen beteiligt. – Mangelerscheinungen: Neuritiden (Nervenentzündungen, teils entzündlich, teils degenerativ), Erythem um Mund und Nase.

Frage: Rötungen um Mund und Nase bei Alzheimer-Kranken?

Vitamin B12. Wichtiges Co-Enzym im Stoffwechsel, notwendig für die Purin- und Nucleinsäuresynthese – Mangelerscheinungen: [...] Perniziöse Anämie, Glossitis. Vorkommen bei ungenügender oraler Zufuhr (extreme Vegetarier) [...]

Auch wenn die Lehrbücher sich nicht in allem einig sind, so wird doch deutlich, wie unglaublich wichtig die B-Vitamine als Co-Enzyme im Stoffwechsel des Nervengewebes einschließlich Gehirn sind.

Schließlich noch ein Blick auf Hans-Michael Hackenberg: *Pathophysiologie – Pathobiochemie*, Kurzlehrbuch, 9. Auflage, 1991 (mein Lieblingsbuch).

Siehe da, wir lesen: Ursachen eines Vitaminmangels (!). – Hackenberg zählt eine Menge Ursachen dafür auf: Fehl- oder Mangelernährung, Vitaminverarmung der Nahrung durch Lagerung, Kochen, Konservierung, Schönung oder durch Resorptionsstörungen bei Magen-Darmerkrankungen (starken Durchfällen, Schleimhautatrophie, Darmresektion, mangelhafte Gallensekretion, Zerstörung der Darmflora durch Antibiotika), durch chronische Lebererkrankungen, Vitaminresistenz infolge angeborener Enzymdefekte usw.

Im Gegensatz zu seinen Kollegen sieht Hackenberg mindestens sieben grundsätzliche Möglichkeiten, auch heute noch in einen Vitaminmangelzustand zu geraten. Nichts vom wohlgenährten Europa, in welchem es keinen Vitaminmangel gibt, sondern sozusagen ganz im Gegenteil. Einleuchtend Hackenbergs Begründung: Vitaminverarmung durch Fehlernährung, durch lange Lagerung, durch Kochen, Konservieren oder durch Schönung der Lebensmittel, durch eine gestörte Resorption im Darm infolge verminderter Freisetzung aus Nahrungsbestandteilen oder dank der Zerstörung der Darmflora durch Antibiotika.

Hackenberg bemerkt zu ausgewählten Vitaminen: Vitamin B1, Thiamin [...] ist an der Regulation enzymatischer Vorgänge des Kohlenhydratstoffwechsel beteiligt. Es ist besonders für die normale Funktion der Nervengewebe und des Herzmuskels von Bedeutung

[...], hat eine tonus-erhaltende Wirkung im Magen-Darmkanal und **verstärkt die Acetylcholinwirkung** bei der Nervenerregung.

Bedarf es noch mehr der Hinweise auf die Alzheimer-Demenz?

Vitamin B2, Riboflavin [...] stimuliert die Entgiftungsfunktion der Leber und ist für das Dämmerungssehen erforderlich. – Mangelsymptome: Dermatosen, vermehrte Schuppenbildung, Mundwinkelrhagaden, Glossitis, Hornhautentzündungen, Linsentrübung, Störungen der Kohlenhydrat- und Fettresorption.

Vitamin B6, Pyridoxin [...] dient der Aufrechterhaltung des Gewebestoffwechsels, wirkt im Zentralnervensystem [...] Mangelsymptome: Neurale Störungen, insbesondere des Zentralnervensystems, Ataxie (Störung der Bewegungskoordination) [...]

Folsäure – Co-Enzym [...] ist bei der Erythropoese und Hämoglobinsynthese von Bedeutung, beeinflusst den Eiweißstoffwechsel. Folsäuremangel kann auftreten bei: Resorptionsstörungen im Dünndarm, bei Darmerkrankungen, bei Therapie mit Sulfonamiden, da Sulfonamide [...] kompetitiv die Folsäuresynthese der Darmbakterien hemmen. Ferner bei Therapie mit Folsäureantagonisten (Aminopterin, Methotrexat) [...], ferner bei Mangel- oder Fehlernährung, besonders beim Alkoholiker.

Vitamin B12, Cobalamin [...] muss mit der Nahrung zugeführt werden [...] als Co-Enzym beeinflusst es den Kohlenhydrat- und den Fettstoffwechsel, spielt eine Rolle bei der RNS- und der DNS-Synthese, ist wichtiger Katalysator beim Eiweißstoffwechsel und bei der Eiweiß-Synthese [...] Mangelsymptome: Schleimhauterkrankungen im Mund- und Rachenbereich, Zungenbrennen, [...] Störung des Nervensystems mit irreversibler Degeneration der Hinter- und Seitenstränge des Rückenmarks, führt zu peripheren Empfindungsstörungen, später zu Ataxie (Störung der Bewegungskoordination).

Biotin – Co-Enzym im KH-Stoffwechsel, beteiligt am Tryptophanabbau, fördert die Synthese ungesättigter Fettsäuren. Mangelsymptome: Degenerative Veränderungen der Haut, der Muskulatur und des endokrinen Systems. Schuppende Dermatitis, Appetitlosigkeit, Müdigkeit, nervöse Übererregbarkeit.

Nicotinamid, Nicotinsäureamid, Niazin – als Co-Enzym an zahlreichen biochemischen Reaktionen beteiligt. Mangelsymptome: Pellagra, Erytheme, entzündliche Veränderungen und Pigmentationen der Haut und [...] im Verdauungstrakt. Chronische Diarrhöen.

Frage: Diarrhöen bei Alzheimer-Patienten?

Pantothensäure – als Co-Enzym A ist sie Bestandteil von Enzymsystemen (!), stimuliert und schützt NNR, dient den epithelialen Geweben. Mangelsymptome: Degenerative Veränderungen an Haut und Schleimhäuten, NNR-atrophie [...] Sensibilitätsstörungen an Händen und Füßen.

Frage: Wie sieht es damit bei Alzheimer-Patienten aus?

Von kleineren Widersprüchen abgesehen, registrieren alle drei Autoren eine Menge Mangelsymptome bei einem Mangel an B-Vitaminen als Co-Enzymen. Auffallend ist die häufige Nennung von Mangelsymptomen im Nervensystem. Ich habe nicht nachgezählt, wie oft die Stichwörter ZNS, Nervenzellen, Hirnnerven beziehungsweise Polyneuritis gefallen sind, neben Hornhauttrübung, Linsentrübung, Delirien und Neuritiden. Es sind dies alles Stichwörter, die für die Beschreibung von Alzheimer-Demenz wichtig sind.

Fassen wir zusammen: Die Alzheimer-Demenz ist eine degenerative Erkrankung des Gehirns, eine Atrophie des Gehirns, eine fortschreitende Verkümmerung des Gehirns. Wir fragen: Wie kann das Gehirn nicht verkümmern und nicht mangelernährt sein, wenn die für seinen Stoffwechsel nötigen Co-Enzyme fehlen?

Wir haben verstanden: Fehlende Co-Enzyme richten schwere Schäden an, vor allem im Nervensystem. Und wo spielt sich die Alzheimer-Demenz ab? In der Nervenzentrale Gehirn. Was dürfen wir daraus folgern?

Wir folgern: Die Gehirn-Nerven-Krankheit Alzheimer-Demenz ist eine Co-Enzym-Mangelkrankheit. Oder einfach: Eine Enzymopathie. Oder eine Co-Enzymopathie.

Wie bereits gesagt.

Da es sich bei den Co-Enzymen um die Vitamine der B-Gruppe handelt, können wir auch sagen: Alzheimer-Demenz gehört zu den Vitamin-B-Mangelkrankheiten. Schlicht und einfach. Es wäre die kürzeste Definition von Alzheimer-Demenz: Sie ist eine Vitamin-B-Mangel-Krankheit samt krankem Darm.

Und keine Form des gewöhnlichen Alterns, sondern ein Alterungsexzess. Dank Vitaminmangel.

Machen wir die Probe beim prominentesten Alzheimerkranken der Universitätsstadt Tübingen, bei Professor Dr. Walter Jens. Seine Krankheit war ein Beispiel für die Alzheimer-Fallhöhe vom Universalgelehrten zum buchstabierenden Kind, vom gelehrten zum geleerten Kopf. Es war der Rücksturz auf den Status eines ABC-Schützen. Ein Trauerspiel sondergleichen. Wahrhaftig keine Spielart des gewöhnlichen Alterns.

4. Der Fall Walter Jens

An seinem Wohnort Tübingen war Professor Jens stadtbekannt: als Rhetorikprofessor und Fachmann für abendländische Bildungsgeschichte. Seine Vorlesungen waren Sternstunden, die auch bildungsinteressierte Bürger faszinierten. Auch seine Kolloquien im Festsaal der Universität mit Freund Hans Küng waren immer überfüllt und boten ein doppeltes Vergnügen: Neben dem Erkenntnisgewinn genossen die Zuhörer immer auch des Redners Brillanz.

Jens war mehrfacher Preisträger (Lessing-Preis, Heinrich-Heine-Preis, Adolf-Grimme-Preis), 1983 erhielt er das Österreichische Verdienstzeichen, 1990 den Österreichischen Staatspreis für Kulturpublizistik, 1992 das Österreichische Ehrenzeichen für Wissenschaft und Kunst.

Die Liste seiner Veröffentlichungen umfasst sechzig Titel. Jens war acht Jahre lang Präsident der Berliner Akademie der Künste und auch Festredner beim Deutschen Fußballbund. Von Jugend an begeisterte er sich für das Fußballspiel, auch wenn es bei ihm nur zum Torwart reichte. Jens litt seit seiner Kindheit an schwerem Bronchialasthma und verbrachte viele Jahre seiner Schulzeit in Sanatorien. Mit Sport war da nicht viel.

Jens wurde 1923 in Hamburg geboren. Seines Asthmas wegen wurde er nicht zum Militär eingezogen, so konnte er während des Zweiten Weltkrieges in Freiburg studieren: Altphilologie und Germanistik. 1944 wurde Jens mit einer Arbeit über die griechische Tragödie promoviert, er habilitierte sich mit einer Studie über Tacitus und die Freiheit. Mit 33 Jahren wurde Jens 1956 zum außerplanmäßigen Professor für Klassische Philologie an der Universität Tübingen berufen, im Jahr 1963 erhielt er den ersten Lehrstuhl für Allgemeine Rhetorik.

Sohn Tilman berichtet in seinem Buch über den kranken Vater, wie man im Hause Jens lebte: protestantisch einfach. Man predigte und trank Wasser neben Pfefferminztee. Die Mahlzeiten waren schlicht. Alkohol war verpönt. Rauchen sowieso. Dennoch wurde Jens dement, seine nur wenige Jahre jüngere Ehefrau nicht.

Man könnte sagen: Zufall oder ungünstige genetische Disposition. Oder man könnte daran denken, dass Walter Jens eine bemerkenswerte Schwäche hatte: Er aß für sein Leben gern Süßes. Frau Inge und die beiden Söhne teilten diese Schwäche nicht.

Jens engagierte sich immer auch politisch. Er verstand sich als christlicher Pazifist und demonstrierte in Mutlangen gegen die Stationierung der US-Atomraketen und später gegen den Irak-Krieg.

Jens blieb immer auch literarisch tätig. Zu Anfang dieses Jahrhunderts (2003) veröffentlichte er zusammen mit seiner Frau Inge als gemeinsames literarisches Werk die Biografie der Katia Mann geborene Pringsheim (Titel: *Frau Thomas Mann*). Es wurde ein Bestseller.

Weshalb endete dieser Mann in hochgradiger Demenz? – Das Unheil begann wohl im Jahr 2001, als der 78-Jährige entdeckte, nicht mehr im Vollbesitz seiner geistigen Kräfte zu sein: Er litt unter Gedächtnistrübungen und Depressionen, der Hausarzt verordnete Psychopharmaka, die Jens im Zweifel auch ohne Rezept in Tübinger Apotheken erhielt. Jens pries die segensreiche Wirkung der Arzneien, die zu helfen schienen, wenigstens vorübergehend. Aber letzten Endes half alles nichts.

Die Schwierigkeiten in der Wortfindung wie auch in der zeitlichen und örtlichen Orientierung nahmen zu. Irgendwann wusste Walter Jens nicht mehr, wer er war und wo er war und endete hilflos wie ein Kind.

Mutter und Söhne waren sich einig, die Krankheit des Vaters nicht zu verschweigen und den Kranken nicht zu verstecken. Sohn Tilman schildert unerschrocken genau den sich steigernden geistigen Verfall seines Vaters in dem Buch: *Demenz, Abschied von meinem Vater* (erschienen 2009 – noch zu Lebzeiten des Kranken).

Auch Ehefrau Inge erwähnt in ihrem Buch *Unvollständige Erinnerungen* (2009) den geistigen Verfall des großen Gelehrten. Man kann diese Krankengeschichte lesen als Chronik medizinischer

Routine oder auch als Chronik medizinischer Versäumnisse. Denn diese Alzheimer-Demenz entwickelte sich – wie ich meine – als steigender Co-Enzym-Mangel und endete als dessen logisches Ergebnis.

Versuchen wir eine kurze Chronik der Krankheit:

1986. Jens wird depressiv und erhält das Antidepressivum Saroten. Er ist 63 Jahre alt und findet wieder heraus aus der Schwermut. – Nebenwirkungen von Saroten gemäß Roter Liste: Aggression, Sprachstörungen, Schlafstörungen, Konzentrationsmangel, Angst [...]. – Man könnte meinen, es handle sich bei den Nebenwirkungen gerade um das, worunter der Kranke leidet. Die Rote Liste ist ein Verzeichnis von Fertigarzneimitteln, herausgegeben vom Bundesverband der Pharmazeutischen Industrie e. V. – Im Anhang werden die Nebenwirkungen von Arzneimitteln aufgelistet.

1988. Jahr der Emeritierung. Neue Depressionen. Jens erhält einen »Mix von Medikamenten«, notiert Frau Inge. Ihr Mann ist skeptisch gegenüber Medikamenten, die nicht verschreibungspflichtig sind oder nicht viel kosten. Ja, auch große Geister können sich irren. Aber Benzodiazepine (die Benzos) sollen nicht zu häufig und nicht zu lange eingenommen werden, sie lösen oft neue Depressionen aus oder Antriebslosigkeit, Bewegungsunsicherheit, Verwirrtheit, bei Langzeiteinnahme drohen auch paradoxe Reaktionen wie Erregung und Wutanfälle (Rote Liste 2009). Tatsächlich treten bei Jens hin und wieder Wutanfälle auf. Tilman Jens: Von den Schlägen ihres früher so sanften Ehemannes trägt die Mutter bisweilen blaue Flecken davon.

2001. Der 78-jährige Jens glaubt, nicht mehr im Vollbesitz seiner geistigen Kräfte zu sein und plädiert für einen freigewählten Tod unter ärztlicher Begleitung. Jens fürchtet, seine Konzentration schwinde immer mehr trotz der Benzos, die weiter eingenommen werden. Sein Interesse an Diskussionen schwindet, aber er hat noch die Kraft, vor der neuen Barbarei durch die »Ökonomisierung der Gesellschaft« zu warnen.

2003. Am 8. März wird Jens achtzig. Zum Geburtstag gibt es wie immer Kuchen und Schokohasen. Der Jubilar schwankt zwischen

Aggression und Apathie, kann längeren Gesprächen nicht mehr folgen und erhält neue Antidepressiva, wahre »Cocktails« von Psychopharmaka (Tilman Jens, S. 31). Jens weint oft und lehnt es ab, seine Autobiografie zu schreiben. Nachts zieht er im Haus seine einsamen Runden (Tilman Jens, S. 24), sucht und findet Schokolade und Kuchen. Den Kuchen findet er immer, schreibt Tilman. Der Verbrauch an Psychopharmaka nimmt zu. Jens hat kein Hobby außer Spazierengehen. Das tut er reichlich. Und es tut ihm gut.

Ende des Jahres 2003 gibt es Ärger: Eine frühe Mitgliedschaft des Studenten Walter Jens in der NSDAP wird öffentlich diskutiert. Aber Jens hat keine klare Erinnerung, er weiß nicht, ob er Ende 1942 einen Aufnahmeantrag in die Partei (einen Wisch) unterschrieben hat oder nicht. Die Sache nervt, Begriffe und Namen fehlen plötzlich. Der Hausarzt verordnet Tavor. Tavor hilft bei Spannungszuständen und Schlafstörungen. Nebenwirkungen u. a.: Schläfrigkeit, Schwindel, Verwirrtheit, Gangunsicherheit, Angst, Tremor (Zittern in Ruhe), Übelkeit, Durchfall, Euphorie [...] aber auch Erregung und Wut. – Es ist vieles, worunter Jens jetzt leidet. Doch dagegen gibt es wieder andere Arzneien.

Die von Jens so geschätzten Benzodiazepine (seine Benzos) als Beruhigungs- und Schlafmittel führen zu Abhängigkeit und Sucht. Trotz der erheblichen Nebenwirkungen und paradoxen Reaktionen werden die Benzos weiter genommen. – Tatsächlich notieren sowohl Sohn Tilman wie Ehefrau Inge, dass der Kranke öfter ausrastet und um sich schlägt. Spätestens nach zwei Wochen sollte die Dosis verringert oder sollten die Intervalle vergrößert werden, was wohl nicht geschieht, denn die öffentliche Auseinandersetzung um die frühe Mitgliedschaft in der NSDAP geht weiter. Tilman: Der mediale Dauerangriff schmerzt den Vater. Er verliert Witz und Scharfsinn, ebenso die Fähigkeit, Probleme zu analysieren. Jens wirkt immer hilfloser. Der Verbrauch an Psychopharmaka nimmt zu.

Tatsächlich findet sich nirgends ein von Walter Jens unterschriebener Aufnahme-Antrag in die NSDAP. Jens hat nie verheimlicht, Mitglied in der HJ und im NS-Studentenbund gewesen zu sein, aber NSDAP-Mitglied? Das *Internationale Germanistenlexikon* (2003) stellt fest: Anhaltspunkte für die Aushändigung der Mitgliedskarte, die konstitutiv für die Mitgliedschaft in der NSDAP war, liegen bei Jens nicht vor, auch ein unterzeichneter Antrag liegt nicht vor. – Dennoch wird Walter Jens im Germanistenlexikon des Deutschen Literaturarchivs Marbach mit korrektem Geburtsdatum und der Mitgliedsnummer 9 265 911 als Parteigenosse der NSDAP genannt. – Wie das? – Zwar war es verboten, ohne Aufnahmeantrag jemanden in die NSDAP aufzunehmen, aber die Verbote wurden nicht immer strikt eingehalten, nicht gegen Ende des Krieges, als die Fronten wankten und die Funktionäre dem bedrängten Führer eine Freude machen wollten, indem sie vorschriftswidrig einen jahrgangsweisen Masseneintritt in die NSDAP vortäuschten, rückdatiert auf das Jahr 1942. – Also bitte: In dubio pro Jens.

Zwei renommierte Historiker, Hans Mommsen und Hans-Ulrich Wehler, stellen fest, dass es gegen Kriegsende durchaus Massenrekrutierungen für die NSDAP gab ohne unterschriebene Aufnahmeanträge, weil ehrgeizige Parteifunktionäre auf diese Weise eine Massensolidarität der Jugend mit der NS-Führung vortäuschen wollten. (*Spiegel*, 25/2009). Ähnlich erging es dem Schriftsteller Dieter Wellershoff (Jahrgang 1926), der auch »Parteimitglied« wurde samt Mitgliedsnummer, ohne je einen Antrag gestellt zu haben.

Aber Jens leidet unter den Anfeindungen und Verdächtigungen. Obgleich die Psychopharmaka immer weniger helfen, nimmt Jens sie weiter ein, den Nebenwirkungen zum Trotz: Er rennt ziellos durch das Haus, muss oft weinen.

An Weihnachten 2003 fühlt er sich so schlecht, dass er einem Gespräch nicht länger als zehn Minuten folgen kann (Tilman Jens, S. 25). Die Ärzte sprechen von einem »seltsamen Rückfall«. Jens erhält Saroten hochdosiert, die Alpträume aber bleiben.

Außer Schreiben und Spazierengehen hatte Walter Jens nie ein Hobby, denn Sport in irgendeiner Form, Tennis oder Tanzen waren dem Asthmatiker nicht möglich. So blieb nur Spazierengehen. Und Tagebuchschreiben, abends im Bett, mit einem Riegel Schokolade im Mund. Es können auch schon mal zwei oder mehr Riegel gewesen sein, sagte mir Tilman Jens auf Befragen im September 2014 nach seiner Lesung in Aalen.

»Im Winter 2003/2004 gibt mein Vater sich auf«, notiert Tilman und vermutet, die Selbstaufgabe geschehe wegen der ungeklärten Parteizugehörigkeit.

Das ist zwar eine verständliche, aber doch wohl unhaltbare Hilfskonstruktion. Niemand regrediert freiwillig von geistiger Höhe auf den Status eines Kindes. Wie soll das gehen? War diese »Selbstaufgabe« denn nicht die Folge der allzu langen Einnahme der »Benzos«, die weiterhin verordnet werden? Oder war der Absturz die Folge eines mangelhaften Gehirnstoffwechsels, dem die Co-Enzyme fehlten? Oder beides?

2004. Die Wut- und Verzweiflungsausbrüche nehmen zu. Man könnte meinen, der kranke Walter Jens wurde zum Abbild der Nebenwirkungen seiner Arzneien (u. a. Tavor). Schläfrigkeit und Verwirrtheit häuften sich, auch Artikulationsstörungen und paradoxe Umkehrungen (Erregung und Wutanfälle oder Angst).

Tilman: Die häuslichen Verhältnisse eskalieren. Der Vater braucht immer mehr Pillen.

Sein Gedächtnis verfällt rapide (Tilman Jens, S. 91). Von der ihn »stets auszeichnenden Fähigkeit«, Probleme präzise zu analysieren, sei nichts geblieben, notiert Inge Jens und beginnt, allein ein Buch über Katia Manns Mutter Hedwig Pringsheim zu schreiben. Ohne ihren Mann.

Bis zu dieser Zeit hat Jens jeden Abend die Ereignisse des Tages protokolliert, nun hört auch das langsam auf. Letzter Tagebucheintrag: »Ich bin erschöpft.« – Sein Gesicht ist übersät mit Warzen.

Frau Inge schreibt das neue Buch allein. Der 82-jährige einst so erfolgreiche Schriftsteller Walter Jens darf seine Frau nicht stören. Er muss sich fügen und zusehen und kann nichts tun. Das hält er kaum aus. Die Beklemmungen nehmen zu. Es herrscht eine lähmende Traurigkeit, notiert Tilman. Der Hausarzt verspricht, beim gewünschten Freitod diskret behilflich zu sein. Doch dazu sollte es nicht kommen.

Das neue Buch erscheint dennoch unter dem doppelten Verfassernamen Inge und Walter Jens und wird wieder ein Bestseller.

2005. Dank dem Tranquilizer Tavor schafft es Walter Jens, in einem Neujahrskonzert mit Beethovens Neunter Symphonie ein

Grußwort zu sprechen. Thema: Freude schöner Götterfunken… – Ausgerechnet der Mann, der gefangen ist in Traurigkeit, spricht über die Freude und schafft auch die Rede dank Tavor, einem »Benzo« gegen Angst- und Spannungszustände. Er übersteht auch das Konzert, nur den festlichen Empfang hinterher nicht mehr. Weil die Depressionen trotz der Benzos bleiben, kommt es zu Gegenmaßnahmen. Ärzte in Freiburg verlangen einen Verzicht auf die »Benzos«, um das »polytoxe Suchtverhalten« zu durchbrechen und die Depressionen auf diese Weise zu mildern. Der Entzug ist hart, Jens schwankt zwischen Wut und Ohnmacht, noch spricht keiner von Demenz, obgleich nach einigen kleineren Schlaganfällen eine Computertomografie Zeichen von vaskulärer Demenz zeigt neben den Plaques einer Alzheimer-Demenz. Die Ärzte bagatellisieren den Befund, auch wenn der geistige Niedergang offenkundig ist.

Den Mitteilungen von Tilman und Inge Jens entnehme ich, dass die menschliche Darmflora im Hause Jens wohl kein Thema war, so wenig wie Vitamine. Aber auf welche Weise wurde die abendliche Schokolade oder der Kuchen als Ansturm von Kohlenhydraten ausgeglichen? Gab es Milchsäureprodukte? Und B-Vitamine? Ich habe versucht, diese Fragen mit Tilman Jens zu klären, aber auf meine schriftliche Anfrage erhielt ich keine Antwort.

Ich befrage meine internistischen Lehrbücher:

Piper bezeichnet B1 als unverzichtbares Co-Enzym beim Abbau der Kohlenhydrate, nennt als Mangelschäden: Polyneuritis und **hirnorganische** Schädigungen.

Hackenberg betont die Wichtigkeit von Vitamin B1 bei enzymatischen Vorgängen im Kohlenhydratstoffwechsel. Mangelschäden: Polyneuritis und Trübung der Augenlinse bei Mangel an B2.

Im Herbst des Jahres 2005, das mit einer Rede über die Freude begann, erkennt Jens seinen Lieblingsautor Fontane auf einem Bild im Wohnzimmer nicht mehr (»Wer ist dieser Mann?«). Namen und Wörter entfallen ihm, er ist erkennbar dement, hat aber auch lichte Momente und sagt dann: »Welch klägliches Leben.« Oder auch: »Ich denke, bald ist es so weit«, und meint den freiwilligen Tod.

Doch der Hausarzt empfiehlt ein neues Mittel, ein Antidementivum: Memantin.

Es soll die Denkleistung verbessern und die Demenz verlangsamen.

Tatsächlich wird Jens vorübergehend wieder munterer, etwa bis zum Jahresende, dann ist es mit der Munterkeit wieder vorbei. Jens beendet das Tagebuchschreiben nach mehr als fünfzig Jahren endgültig. Er will nichts mehr notieren. Trotz Memantin.

Das Mittel hat die Demenz vorübergehend verlangsamt, aber nicht gestoppt.

2006. Jahr der Fußballweltmeisterschaft in Deutschland. Walter Jens, einst Festredner beim DFB, erhält zwei Ehrenkarten für das Spiel Frankreich–Schweiz am 13. Juni in Stuttgart, notiert Tilman. Vor dem Anpfiff geht es im Neckarstadion in die VIP-Lounge, wo wichtige Leute es sich mit Bier und Essen wohl sein lassen. Jens bittet um ein Glas Mineralwasser und – kaum überraschend – um Schokoladepudding, gleich zwei Portionen. Die er auch erhält und verzehrt. – Das Spiel endet 0:0. Es gibt keinen Sieger.

Kurze Zeit später zeigt das Memantin keine Wirkung mehr. Der Kranke spricht nicht mehr viel und verlernt das Lesen. Beim Mittagessen (zu Hause) weint er unvermittelt und will nach Hause, er weiß nicht, dass er zu Hause ist, er weiß nicht mehr, wo er ist, er geht weg, irrt durch die Straße, bis ihn Nachbarn zurückbringen.

2007. Jens will Schluss machen, aber Minuten später hat er das schon wieder vergessen. In einem Genesungsheim will er nicht bleiben, rennt halbnackt fort, wird sediert, es folgt laut Tilman eine Odyssee durch Krankenstationen mit viel Schreien und Weinen.

2008. Der Tag- und Nacht-Rhythmus ist gestört. Die Schlafmittel helfen nicht mehr. Jens ist inkontinent und braucht Windeln. Nachts irrt er durch das Haus, sucht und findet Kuchen in der Küche. Er weiß nicht mehr, wer er ist. Er kennt keinen Frieden mehr (Tilman). Die Augen fixieren nichts mehr. Sie schauen ins Leere.

»Er ist nicht mehr der Mann, den ich liebte«, notiert Inge Jens.

Zum Glück erhält Jens eine Betreuerin, die ihn wäscht und ausführt und mit ihm betet. Und ihn treulich versorgt mit Kuchen. Sie meint es gut. Jens weint oft, aber er freut sich über Kuchen und

Kirschsaft, auch über eine Puppe. Einmal versucht er, das Wort »Orange« auf einer Flasche zu entziffern.

2013. Fünf Jahre später, im März 2013, kann der einstige Universalgelehrte seinen neunzigsten Geburtstag feiern. Es gibt laut Spiegel Apfelkuchen und Schwarzwälder Kirschtorte, aber keiner weiß, ob der Kranke das mitbekommt. Er stirbt wenige Monate später am 9. Juni nach einer Zeit des Klagens und Stöhnens, wie Sohn Tilman nach einer Lesung in Aalen sagte.

Das Ende dieses Mannes erschüttert und empört zugleich.

Versuchen wir eine Analyse.

Fünfzig Jahre lang hat Walter Jens jeden Abend Tagebuch geschrieben, nach Aussage seines Sohnes Tilman immer mit einem Riegel Schokolade im Mund. Es konnten schon auch mal ein paar Riegel mehr sein, sagte Tilman im September 2014 am Welt-Alzheimertag, als er in Aalen aus seinem Demenzbuch (*Abschied von meinem Vater*) las. Er selber wie auch seine Mutter und sein Bruder verzichten auf Schokolade.

Rechnen wir nach: Wenn Walter Jens abends regelmäßig Schokolade aß, dann tat er sich damit aus gleich mehreren Gründen nichts Gutes.

Erstens unterbrach er damit das (nach Nehls notwendige) nächtliche Fasten und störte dadurch die nächtliche Neurogenese im Gehirn.

Zweitens: Er unterbrach das Fasten mit zuckerhaltigem Zeug, was Insulin auf den Plan ruft, was die Neurogenese und die Bildung der Ketogene verhindert, ein doppelter Fehler also.

Drittens: Von Vitaminzufuhr ist nicht die Rede, auch nicht von den drei von Dr. Nehls für unverzichtbar gehaltenen Vitaminen B1, B6 und Folsäure (als Co-Enzymen).

Wie sollte der Hirnstoffwechsel da funktionieren, zumal bei vielleicht zu viel Kuchen oder süßem Naschwerk? Von rechtsdrehender Milchsäure ist nie die Rede, die aber wäre Bedingung für die Aufnahme der B-Vitamine beziehungsweise der Co-Enzyme. Auch von Fischgerichten ist nicht die Rede. Und natürlich nicht von Sport oder Tanz. Das ging ja nicht. Ein Asthmatiker kann das nicht. Es fehlte die Chance zur Neurogenese. Offenbar waren

Ernährungsfragen oder Vitamine oder Co-Enzyme kein Thema zwischen Hausarzt und Patient.

Wir fragen: Wäre diese Demenz zu verhindern gewesen? Rechnen wir einmal nach, wie sich der abendliche Schokoladegenuss im Lauf der Zeit summiert haben muss. Ein bis drei Riegel täglich summieren sich im Lauf der Jahre zu einer erstaunlichen Menge. Ohnehin lag eine Tafel Schokolade im Arbeitszimmer des Vaters immer bereit, teilt Tilman in seinem Abschiedsbuch mit. Und Freund Hans Küng brachte die besonders geliebte Schweizer Schokolade immer wieder ins Haus.

Sollte es sich täglich alles in allem um die Portion einer Tafel Schokolade gehandelt haben, heißt das grob gerechnet, dass pro Monat im Schnitt 20 bis 30 Tafeln Schokolade anfielen.

Das heißt pro Jahr: zwölfmal 20 bis 30 Tafeln = 240 bis 360 Tafeln Schokolade, im Durchschnitt wohl 200 Tafeln.

Geht man nur von zehn Tafeln pro Monat aus und rechnet die Tafel zu 100 Gramm, ergibt das im Jahr 12 x 10 = 120 Tafeln x 100 Gramm = 12.000 Gramm = immer noch 12 kg Schokolade pro Jahr. Nicht gerechnet Kuchen, Torten, Pralinen, süße Aufläufe, Pudding, Marmelade, Honig etc. – und auch nicht die Schweizer Schokolade von Freund Küng.

Frau Jens schreibt von fünfzig glücklichen Ehejahren vor den letzten zehn unglücklichen Demenzjahren. Multipliziert man diese 50 glücklichen Jahre mit dem durchschnittlichen jährlichen Schokoladekonsum von 12 kg, kommt man auf 12 kg x 50 Jahre = 600 Kilo Schokolade. Das entspricht immerhin 0,6 Tonnen, sicher mehr als einer halben Tonne Schokolade.

Rechnen wir noch bescheidener und gehen von nur einem Schokoriegel à 10 Gramm aus, dann kommen wir immer noch auf eine jährliche Schokoladenmenge von (rund): 300 Tage mal 10 Gramm = 3000 Gramm = 3 kg pro Jahr, in 50 Jahren immer noch eine Gesamtmenge von etwa 150 Kilogramm Schokolade. Bei vermuteten, weil eher wahrscheinlichen 20 Gramm Schokolade pro Abend wäre das immer noch das Doppelte der obigen Rechnung, nämlich 300 Kilogramm Schokolade im Lauf der fünfzig guten Ehejahre.

Bevor wir fragen, wie ein Organismus eine solche Menge Süßkram verkraftet, wollen wir verstehen, weshalb ein Geistesarbeiter ein solches Bedürfnis nach Schokolade und Zuckerzeug hatte. Ein anderes Wort für Zucker oder Traubenzucker ist Glucose. Und Glucose galt für den Hirnstoffwechsel lange Zeit als zentral wichtig, weil das Gehirn seinen Energiebedarf angeblich fast ausschließlich aus Glucose deckt, aus dem Glucoseabbau, genannt Glykolyse.

Glykolyse ist eine biochemische Reaktionskette, in welcher Acetyl-Co-Enzym A und eine Reihe von Enzymen eine wichtige Rolle spielen. Wenn ein Geistesarbeiter darauf angewiesen ist, dass sein Gehirnstoffwechsel (Metabolismus des Gehirns) perfekt funktioniert, bedarf er nicht nur der permanenten Zufuhr von Glucose als Energielieferanten, sondern auch eines Enzymsystems, das den Gehirnmetabolismus organisiert, denn die Zuckerspeicher (Glykogenspeicher) des Gehirns sind gering. Ist die Glucose in die Hirnzelle gelangt, wird sie in das energiespendende Molekül Adenosintriphosphat (ATP) umgewandelt. Ohne dieses ATP kann die Zelle weder funktionieren, noch überleben. So weit gut.

Dass die Glucose in die Zellen gelangt, dafür sorgt bekanntlich das Hormon Insulin, das in den Langerhansschen Inseln der Bauchspeicheldrüse gebildet wird und den Glucosetransport in die Zellen durchführt. Weitere Akteure im Hirnstoffwechsel sind: die Aminosäure Tryptophan. Sie wird im Gehirn zu Serotonin umgewandelt – zu jenem Botenstoff, der den Schlaf-Wachrhythmus regelt. Das Phospholipid Lezithin sorgt für die Weitergabe von Nervenimpulsen, indem es im Gehirn zu Acetylcholin umgewandelt wird, also zu einem der wichtigsten Neurotransmitter im Nervensystem.

Natürlich sind nicht nur die Co-Enzyme, sprich B-Vitamine für den Hirnstoffwechsel unverzichtbar. Wichtig sind auch die Vitamine A, C und E als Antioxidantien. Auch sie beeinflussen die Hirnleistung. Aber da die Co-Enzyme = B-Vitamine entscheidend sind für die Bereitstellung der Energie und für die Bildung von Neurotransmittern, kommen sie an erster Stelle.

Vereinfacht gesagt: Eine schlechte Gedächtnisleistung oder eine Konzentrationsschwäche sind immer Zeichen eines Co-Enzymmangels, zumeist resultierend aus einem Vitamin-B-Mangel.

Vollkornprodukte als Lieferanten von komplexen Kohlenhydraten sind günstiger als Einfachzucker (Traubenzucker, Süßigkeiten, Schokolade, Kuchen etc.), weil die Glucose bei komplexen wie Vollkorn nur langsam ins Blut übergeht und der Blutzuckerspiegel nur langsam, dafür anhaltend steigt, während er bei Einfachzuckern schnell ansteigt, weshalb wieder vermehrt Insulin ausgeschüttet wird, wodurch der Zucker rasch wieder abtransportiert wird, wodurch der Blutzuckerspiegel wieder sinkt, was zum Absinken der Energieversorgung im Gehirn führt und damit zu neuem Bedarf an süßem Nachschub. Ein Teufelskreis.

Da sind Ketone oder Ketogene als Hirnnahrung schon besser als ein nahezu konstanter Nachschub an Süßem.

Wir fragen, ob sich niemand im Hause Jens, auch der Hausarzt nicht, um Fragen der Ernährung des Kranken gekümmert hat beziehungsweise nach dessen Gelüsten oder Genussgiften gefragt hat, denn im Übermaß kann Schokolade so wirken. Siehe Paracelsus: Es ist die Dosis, die macht, ob ein Ding heilsam ist oder nicht.

Wenn Glucose nicht zur Verfügung steht, wie etwa in Hungerzeiten, sind mittelkettige Fettsäuren gefragt, die in unseren Fettspeichern sitzen und aktiviert werden, um in der Leber zu den erwähnten Ketonkörpern oder Ketonen umgewandelt zu werden. Ketonkörper versorgen energiehungrige Zellen erstklassig mit Energie, sagt Dr. Nehls. Mittelkettige Fettsäuren sind in Kokosöl enthalten, das immer mehr in den Vordergrund rückt, sobald es um den Gehirnstoffwechsel geht.

In Hungerzeiten gab es in aller Regel nicht nur wenig Zucker (oder Schokolade), sondern auch wenig Fett, und in Deutschland gab es in Hungerzeiten auch kein Kokosöl. Und dennoch verblödeten die Leute nicht, vermutlich, weil das wenige, das der Körper erhielt, maximal ausgenutzt wurde.

Die Geistesarbeiter, die ich kenne, bevorzugen immer noch als primäre Energiequelle Glucose, da sie bemüht sind, sich fettarm zu ernähren. Deshalb gehören Schokolade, Kakao oder Kuchen immer noch zu ihrem Arbeitsalltag, wenn auch in der Menge streng kontrolliert. Ich gehe einen Mittelweg zwischen Kohlenhydraten und Fett, aber rechtsdrehende Milchsäure und die acht B-Vitamine gehören zu meinem täglichen Speisezettel.

Die Schokoladenherstellung ist in jeder Firma anders und immer ein gut gehütetes Geheimnis. Gewöhnlich kommen auf 4 Teile flüssige Kakaomasse 6 Teile Zucker, sodass Zucker im Verhältnis 2:3 vorhanden ist und damit ein Überhang an Zucker besteht (ausgenommen Bitterschokolade). Dass gerade Kohlenhydrate wie Zucker zu ihrer Verstoffwechselung der Co-Enzyme bedürfen, wissen wir inzwischen. Wir verstehen nur nicht, dass Ärzte (Hausärzte!), Internisten, Neurologen diesen simplen Sachverhalt nicht zur Kenntnis nehmen oder nicht ansprechen.

Schon wahr: Vitamine sind bei Medizinern seit langem kein Thema mehr, sie sind kein Prüfungsstoff mehr. Wohl deswegen wird das Thema Vitamine im Studium ausgeklammert, zumal die Meinung herrscht, im wohlgenährten Europa gebe es keinen Vitaminmangel. Ein Idiotenargument, wie ein Blick in das Lehrbuch von Hackenberg zeigt.

Ein letztes Mal sei darauf hingewiesen: Vitaminmangel ist nicht nur eine Frage der Zufuhr (an der es angeblich nicht fehlt), sondern auch eine Frage der Resorption und damit eine Frage der Beschaffenheit des Darms. Und die Darmflora zu ruinieren, hat der Mensch von heute viel mehr Gelegenheiten, als unsere Eltern und Großeltern sie je hatten.

Auch Pschyrembel 1994 meldet: Die Resorption der B-Vitamine im Darm wird erschwert oder verhindert durch: Antibiotika, Sulfonamide, Zytostatika, Saponine, Alkohol, Antivitamine, Vitaminantagonisten und – Mais.

Wer es genauer wissen will: Man unterscheidet drei Hauptgruppen von Kohlenhydraten (Lexikon Herder): Monosaccharide oder Einfachzucker (Glucose, Fruktose, Galactose). sodann Oligosaccharide, die aus 2 bis 6 Einfachzuckern bestehen (Rohrzucker, Milchzucker, Rübenzucker, Malzzucker), und Polysaccharide (Stärke, Zellulose und Glykogen).

Glykogen ist das Kohlenhydrat, das als Reservesubstanz in der Leber, im Muskelfleisch, im Eidotter und in Pilzen vorkommt (Lexikon Herder). Aber: Kohlenhydrate bedürfen zu ihrer Verstoffwechselung wie nun häufig genug erwähnt bestimmter Co-Enzyme, soll heißen insbesondere der B-Vitamine.

Schade, dass im Hause Jens das Thema Co-Enzyme offenbar kein Thema war, auch nicht, als die Probleme sich häuften und im Lauf der Jahre ausuferten. Es ist verständlich, wenn ein Geistesarbeiter nach Süßem greift, nur sollte über dem Glucosebedarf eines regen Hirnstoffwechsels der biochemische Steuerungsbedarf nicht vergessen werden.

Man könnte auch fragen, ob der gute Walter Jens bei seinem Schokokonsum nie eine Stuhlganghilfe brauchte und falls ja – wie sah sie aus? Und führte sie eventuell zu anhaltendem Durchfall, wie das auch manche Psychopharmaka tun. Und falls ja, wie wurde dann dafür gesorgt, dass die Darmflora sich wieder erneuerte? – Das alles wissen wir nicht. Wir wissen nicht, wie die Darmpflege des Kranken aussah.

Mein altes Lehrbuch Faller (*Der Körper des Menschen*, 1988) bemerkt zu Niazinamid: [...] ist wichtig für die normale Tätigkeit des Verdauungstrakts, des VIII. Hirnnervs und des Zentralnervensystems. Also gleich dreimal wäre das B-Vitamin Niazin vonnöten gewesen.

Der achte Hirnnerv ist jener, der das Gleichgewicht und das Gehör steuert (Nervus stato-acusticus). Das Zentralnervensystem umfasst bei Wirbeltieren Gehirn und Rückenmark. Niazin ist also unverzichtbar für die normale Tätigkeit von Gehirn und Rückenmark, ein Mangel an Niazin beeinträchtigt die Hirntätigkeit und führt auch zu Hautschäden. Eventuell treten vermehrt Warzen auf. Niazin ist also wichtig für Hirn und Haut.

Hackenberg nennt als Symptome bei Niazin-Mangel Delirien und Halluzinationen, neben Hautrötungen, Mundfäule und Gastritis. Nach Overzier ist der Bedarf an B1 (Thiamin) höher bei falscher (oder geschädigter) Darmflora. Mangelschäden zeigen sich in [...] Polyneuritis (Erkrankung mehrerer Nervenstämme,

Lexikon Herder). Und Piper bezeichnet B1 als unverzichtbares Co-Enzym beim Abbau der Kohlenhydrate (z. B. Zucker) und zählt als Mangelschäden auf: Polyneuritis und hirnorganische Schädigungen. Auch Hackenberg betont die Wichtigkeit von Vitamin B1 bei »enzymatischen Vorgängen des Kohlenhydratstoffwechsels« und auch er erwähnt als Mangelschäden unter anderem Polyneuritis, während ein Mangel an B2 zur Trübung der Augenlinse führt.

Pschyrembel (1977) definiert Polyneuritis als Erkrankung einer größeren Anzahl peripherer Nerven, teils entzündlicher, teils degenerativer Art. Nach der Ausbreitung lassen sich unterscheiden [...] solche, bei denen Hirnnerven ausschließlich befallen oder mitbetroffen sind.

Wir lernen: Hirnnerven können schon bei Mangel an Vitamin B1 erkranken.

Wir wollen es gut sein lassen und nicht weiter fragen. Als der kranke Walter Jens zwischen Wut und Ohnmacht schwankt, spricht noch keiner von Demenz. Und als die für eine Alzheimer-Demenz typischen Plaques hinzukommen, wie die Computertomografie zeigte (Tilman Jens, S. 42), sagen die Ärzte in Freiburg, man sei auf einem guten Weg. Der gute Weg endete binnen weniger Jahre in vollständiger Demenz.

Natürlich wäre es falsch zu sagen, Walter Jens sei in die Demenz hineinmanövriert worden, auch wenn er jahrelang (wohl ab 1986) Psychopharmaka, Schlafmittel, Stimmungsaufheller, Beruhigungsmittel etc. und schließlich Antidementiva erhielt. Es bleibt zu fragen, ob diese Mittel nicht irgendwann die Hirnsubstanz angreifen.

Der katholische Theologe und Jens-Freund Hans Küng will so nicht sterben, er plädiert in seinem jüngst veröffentlichten Buch *Glücklich sterben?* für ein selbstbestimmtes Sterben, solange noch Zeit ist, ein Sterben in Würde und Klarheit.

So wollte auch Walter Jens sterben. Aber es sollte nicht sein. Doch unbestreitbar war diese Demenz kein gewöhnlicher Alterungsprozess, sondern ein entsetzlicher Absturz in die Infantilität.

5. Ergebnis oder Kleine Richtschnur

Was ist zu tun? Was ist zu lassen?

Alte Leute werden komisch, heißt es. Ihr Gehör nimmt ab, die Augen werden trüb und schwächer, die Organe tun ihre Arbeit nicht mehr ganz so willig, der Stoffwechsel lässt zu wünschen übrig, der Bedarf an Vitaminen wird dringlich, deren Resorption im Darm nimmt ab, weil auch der Darm nicht mehr so gut arbeitet wie zur Jugendzeit, vielleicht weil er dank gewisser Medikamente ruiniert wurde. Das bedeutet, der Bedarf an Co-Enzymen = B-Vitaminen nimmt zu, schon weil ihre Resorption schwächer wird. Hirnforscher Dick Swaab meint, die Hirnleistung der Alten nimmt ohnehin um einige Grade ab, auch ohne Demenz.

Was ist zu tun? Was ist zu lassen?

Alzheimer droht nicht uns allen, sondern nur zwölf Prozent der Senioren oder acht Prozent der Achtzigjährigen, heißt es. Sagen wir grob: Den meisten von uns bleibt eine Demenz wohl erspart. Aber zu welcher Gruppe gehören wir? Und was können wir tun, damit wir zur gesunden Gruppe gehören?

Ja, es gibt sie noch, die rüstigen Alten, die ohne viel Schnickschnack alt werden oder geworden sind und bei Verstand blieben oder bleiben. Ich habe einige genannt. Vielleicht bleiben sie bei Verstand, ohne dass sie Sauermilchapostel werden oder Vitaminprediger. Aber ist das beweiskräftig? Was heißt das für uns?

Für uns heißt das, dass wir doch lieber eine gewisse Vorsorge vor dem geistigen Absturz treffen sollten. Vorbeugen ist besser als Therapieren, zumal Therapieren hier nicht zur vollen Wiederherstellung der geistigen Kapazität führt.

Abgestorbene Hirnzellen bleiben abgestorben, auch wenn Michael Nehls immer wieder betont, dass es nächtens zur Neubildung von Hirnzellen im Hippocampus kommt – bis zu einem gewissen

Grad zumindest. Das ist schön, aber man muss dafür etwas tun. Verlangt ist das richtige Verhalten. Tag für Tag.

Sie wissen inzwischen, was damit gemeint ist, wenn Sie bis hierher gelesen haben. Doch zur Sicherheit sei das dreifache Programm kurz wiederholt:

Erstens geht es um ein gewisses Ernährungsprogramm. Zweitens geht es um ein gewisses Körperprogramm. Drittens geht es um ein gewisses Kulturprogramm.

Ernährungsprogramm

Grundsatz: nichts zu viel und nichts zu wenig.

Erforderlich ist die regelmäßige Zufuhr von rechtsdrehender Milchsäure mehrmals in der Woche, dazu die Einnahme der Co-Enzyme = B-Vitamine. Ich nehme sie einmal täglich (morgens, eine Stunde vor dem Frühstück), aber nicht zusammen mit kohlensäurehaltigen Getränken, denn Vitamine sind Eiweiße, die von Kohlensäure attackiert werden. Das sollte man vermeiden. Achtung: Rechtsdrehende Milchsäure kippt ab 8° Celsius nach links und ist dann unbrauchbar. Also den Kühlschrank im Zweifel auf 4 bis 5° Celsius stellen.

Was die B-Vitamine betrifft, so wechsle ich ab zwischen dem Vitamin-B-Komplex von ratiopharm und dem von Lichtenstein. Sie unterscheiden sich wenig. Zucker sollte rigoros eingeschränkt werden, ebenso Kuchen, Schokolade, Marmelade, Honig oder anderes Süßzeug, das gilt auch für Geistesarbeiter. Dass gerade Geistesarbeiter in Gefahr sind, liebend gern zu Schokolade und ähnlichem Süßzeug zu greifen, haben wir erklärt. Traubenzucker (Glucose) und andere süße Errungenschaften sind zwar als schnelle Brennstoff- und Energielieferanten für den Denkapparat verführerisch, aber nicht erste Wahl. Ketone sind besser.

Und bitteschön genügend trinken: Leitungswasser, Mineralwasser, Kräutertee oder Grüner Tee, den Dr. Nehls empfiehlt, ebenso Schwarztee und Kaffee, sofern biologisch angebaut. Aber auch Sauermilch möchte ich nennen (trinke ich täglich) und auch das gewisse Achtel Rotwein, das Nehls empfiehlt. Nur ein Achtel pro Tag, wohlgemerkt. Auch Bier geht in Ordnung, wenn auch in

Maßen. Im Übrigen viel Gemüse und Obst im Stil mediterraner Ernährung, d. h. mehrmals in der Woche Fisch oder Meeresfrüchte einschließlich Algen, gelegentlich auch Fleisch, aber sich auf keinen Fall vegan oder vegetarisch ernähren (führt zu Mangel an B_{12}). Achtung: Die Gerbsäure von Grünem Tee oder von Schwarztee wie auch die Chlorogensäure von Kaffee bilden mit Vitaminen Großkomplexe, welche der Darm nicht aufnehmen (resorbieren) kann und deswegen in die Kloake schiebt. Besser ist es, vorsichtshalber zwischen Vitaminzufuhr und den genannten Getränken einen Zeitabstand von zwei bis drei Stunden einzuhalten.

Körperprogramm

Täglich ein wenig Frühsport und eine Stunde Spazierengehen oder eine halbe Stunde Joggen, notfalls Walken. Das ist besser als nichts. Wie heißt es so schön: Laufen Sie der Demenz davon. Oder wie ich sage: Tanzen Sie der Demenz davon. Und vergessen Sie nicht: Nach Dr. Nehls bringt uns jede Stunde vor der Glotze der Demenz ein Stück näher. Wer es mag: Ein Krafttraining in einem Fitness-Center ist auch gut.

Neben der täglichen Frühgymnastik, dem Spazierengehen und Tanzen könnten wir Alten auch ein wenig Seilspringen. Vorsichtig beginnen! Der US-Schriftsteller John Irving zum Beispiel, der über 70 Jahre alt ist und immer noch Romane veröffentlicht, die er alle mit der Hand schreibt, verbringt täglich acht Stunden am Schreibtisch und ist trotzdem topfit. Irving führte in einer Fernsehsendung vor, wie er mit einem Hüpfseil minutenlang beidfüßig oder abwechselnd mit dem einen oder dem andern Fuß durch oder über das Seil springt. Ohne Atemnot. Minutenlang.

Gut, das kann nicht jeder, ich auch nicht, aber man kann es versuchen, auch wenn im vorgerückten Alter nicht jeder so schön seilspringen wird wie dieser amerikanische Schriftsteller. Notfalls bleiben uns die Turnvereine mit ihren Seniorengruppen (Damen inklusive). Und vergesst die Tanzkränzchen nicht. Denn gerade Singen und Tanzen gelten als antidementiell, sind also Schrittmacher für geistiges Wohlbefinden. Damit kommen wir zum dritten Programmpunkt.

Kulturprogramm

Gemeint ist nicht hohe Kunst, sondern sozialer Kontakt. Einsamkeit ist ungesund. Gerade im Alter. Mitglieder in Vereinen haben es gut. Singen und Summen im Chor ist ausgezeichnet. Denken Sie an die Vibrationen, die dabei im Kopf entstehen und dem Hirnstoffwechsel zugutekommen.

Und tanzen und hüpfen Sie wie bei der Polka. Homo sapiens war ein Läufer und kein Sofahocker. Und vermeiden Sie schlechte Nachrichten, Dr. Nehls rät sogar vom Zeitunglesen ab. Es strapaziere unsere Seelenkräfte. Klänge es nicht so seltsam, würde ich sagen: Sorgen Sie für Lachen. Es klingt banal, aber Lachen ist gesund. Wie kann man dafür sorgen?

Das schöne alte deutsche Wort *Sorge* bedeutet ja nicht einfach nur Bangigkeit, Kummer, Unruhe oder Kranksein, es bedeutet auch Fürsorge, Besorgt sein, etwas besorgen wollen, sich kümmern um… – Es bedeutet, etwas Positives tun. Man könnte sagen: Sorge bedeutet Empathie für andere und für sich selber.

Althochdeutsch hieß Sorge *soraga*, indogermanisch *sergh*: Immer in der Doppelbedeutung von ängstlich sein/gequält sein und andererseits sich kümmern um... (um die Sippe oder um das eigene Gesundbleiben). Der Existenzphilosoph Martin Heidegger hielt die Sorge oder das Sich sorgen für eine Grundbefindlichkeit des Menschen, auch wenn es in der Bibel bei Matthäus 6,34 heißt: Sorget nicht für den morgigen Tag, denn jeder Tag hat seine Plage.

Schon wahr, und schön wäre es, immer nur für das Reich Gottes und seine Gerechtigkeit zu sorgen, aber davon sind wir weit entfernt. Und es verschonte uns auch nicht vor der Demenz, wenn wir die Sorge dem himmlischen Vater allein überließen. Der himmlische Vater hat uns mit der Fähigkeit zur Vor-Sorge begabt, also machen wir davon Gebrauch und sorgen für unseren Hirnstoffwechsel, nicht ängstlich, sondern vergnügt.

Zum Vergnügen gehört auch Musik, einfache Musik, Volksmusik. Wir sollten Lieder des Volkes singen, aber auch Barockmusik, Musik von Georg Friedrich Händel oder von Johann Sebastian Bach hören. Oder von Mozart, meinem Lieblingskomponisten. Im November 2014 ging eine Meldung durch die Presse, wonach ein

Kardiologe zu dem Ergebnis kam, dass gerade Barockmusik einen positiven Effekt auf Herz-Kreislauferkrankungen hat. Also Musik von Händel, Bach, Vivaldi, Pachelbel, Albinoni und wie die Barockmusiker alle heißen. Diese Musik täte Herz und Kreislauf gut, befand der Kardiologe. Und was Herz und Kreislauf guttut, kann dem Hirnstoffwechsel nicht schaden.

Wenn möglich, sollten wir laut singen, einstimmig, mehrstimmig, einzeln und im Chor. Auch das Spielen von Instrumenten erfrischt nicht nur das Gemüt, es kommt zugleich dem Gehirn und seinem Stoffwechsel zugute. Wie Spielen überhaupt hilfreich ist, denn im Spiel entspannen wir, bauen Stress ab, das gilt auch für Kartenspiele wie Skat oder Binokel, zumal wir damit unsere sozialen Kontakte pflegen. Auch Sudoku oder Kreuzworträtsel sind besser als Langeweile oder Stress via Glotze.

Und vergesst das Tanzen nicht! – Alte, mit und ohne Demenz, sind in aller Regel begeisterte Tänzer, sofern sie Gelegenheit dazu bekommen. Beim Tanzen wie bei jeder körperlichen Aktion entstehen Schwingungen, die dem Hirnstoffwechsel guttun.

Mit diesen drei Programmen – richtig ernähren, genügend bewegen, soziale Kontakte pflegen – ist man gut gerüstet. Und man wird sehen, eine Alzheimer-Demenz winkt nicht einmal von ferne. Also Schluss mit dem Demenz-Gejammer.

Immerhin wissen wir jetzt: Alzheimer-Demenz ist keine geheimnisvolle Krankheit, sondern eine schlichte Enzymopathie, eine schlichte Vitamin-B-Mangelkrankheit, gegen die wir etwas tun können.

Es ist nicht einmal viel, was wir tun müssen, und wir können doch darüber entscheiden, ob wir unser Leben in Würde und Freiheit zu Ende bringen oder in Elend und Not.

Merke: Altern müssen wir alle, verblöden müssen wir nicht.

Quellen

Faller, Adolf:
Der Körper des Menschen. Einführung in Bau und Funktion.
dtv-Taschenbuch, München 1988

Hackenberg, Hans-Michael: Pathophysiologie/Pathobiochemie.
Jungjohann Verlag, Neckarsulm 1991

Herder Lexikon: Herder Verlag, Freiburg im Breisgau 1968

Jens, Inge: Unvollständige Erinnerungen. Rowohlt, Reinbek 2009

Jens, Tilman: Demenz – Abschied von meinem Vater.
Goldmann Verlag, München 2009

Langbein, Kurt/Martin, Hans-Peter/Weiss, Hans:
Bittere Pillen. Nutzen und Risiken der Arzneimittel.
Köln, Kiepenheuer und Witsch 2010

Nehls, Michael: Die Alzheimer-Lüge. Die Wahrheit über eine vermeidbare Krankheit. Heyne HC, München 2014

Overzier, Claus: Systematik der Inneren Medizin.
Thieme Verlag, Stuttgart 1975

Piper, Wolfgang: Innere Medizin. Springer Verlag, Berlin 1974

Pschyrembel, Willibald: Pschyrembel. Klinisches Wörterbuch.
Verlag Walter de Gruyter, Berlin 1977

Pschyrembel, Willibald: Pschyrembel. Klinisches Wörterbuch.
Verlag Walter de Gruyter, Berlin 1994

Speckmann, Erwin-Josef/Wittkowski, Werner:
Handbuch Anatomie. Bau und Funktion des menschlichen Körpers.
Verlag h.f.ullmann publishing, Potsdam 2012

Swaab, Dick: Wir sind unser Gehirn. Wie wir denken, leiden und lieben.
Knaur Taschenbuch, München 2013